Easy step by step

알기 쉬운

간호보건 통계분석

알기 쉬운 **간호보건 통계분석**

2019년 4월 26일 1판 1쇄 인쇄
2019년 4월 30일 1판 1쇄 발행

지은이 | 신수진 · 강윤희 · 김건희
펴낸이 | 김진환
펴낸곳 | 학지사메디컬
04031 서울특별시 마포구 양화로 15길 20 마인드월드빌딩
대표전화_ 02-330-5188 팩스_ 02-326-0338
등 록 | 2010년 2월 8일 제313-2010-36호
메 일 | hakjisamd@hakjisamd.co.kr
홈페이지 | http://www.hakjisamd.co.kr

ISBN 978-89-6069-774-4 93510

가 격 | 18,000원

Easy step by step

알기 쉬운
간호보건 통계분석

신수진 · 강윤희 · 김건희 공저

SPSS 25

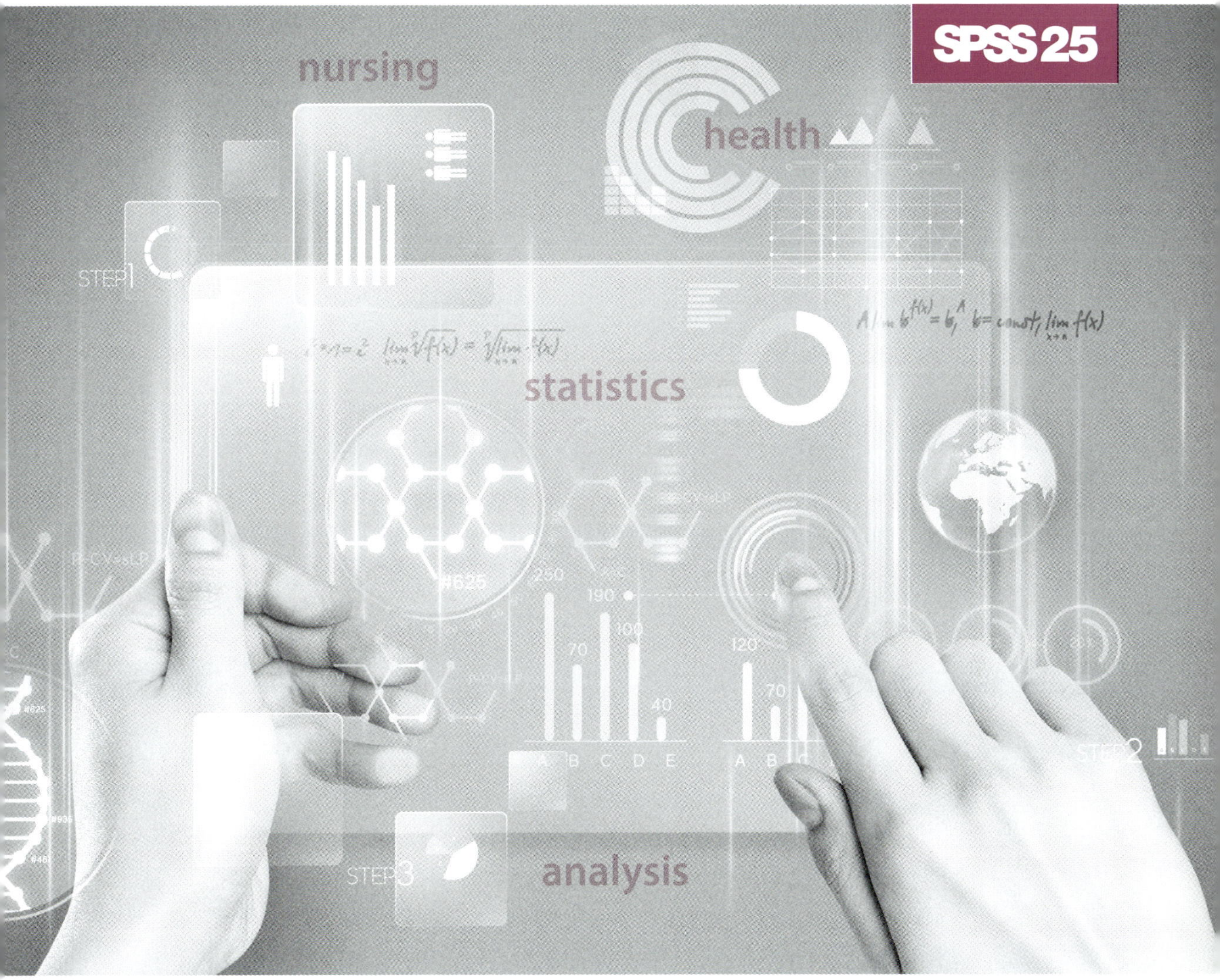

학지사메디컬
HAKJISA MEDICAL

저자소개

신수진 이화여자대학교 간호대학

강윤희 이화여자대학교 간호대학

김건희 이화여자대학교 간호대학

머리말

보건의료현장의 급격한 변화와 성장은 언제나 분석에 근거하고 있습니다. 변화를 이끌어내기 위한 노력 중 하나가 자료의 분석과 해석, 그리고 그것을 통한 미래 예측이라고 할 수 있습니다.

현장에서 축적되는 현재의 자료를 분석하고, 그것을 토대로 더 나은 미래를 위한 방안을 모색하는 것이 연구라면, 이때 필수적인 과정이 통계 분석입니다. 그러나 통계를 어려운 것으로 생각하거나 분석적 기법으로만 이해하는 경우 분석적 오류를 범하여 정확한 해석에 제한이 생기게 됩니다.

이에 이 책은 연구자가 통계에 대해 쉽고 단계적으로 접근할 수 있도록 “Easy Step by Step”을 지향하고 있습니다. 어려운 이론적 내용에 대한 설명은 이미지를 활용하여 최대한 쉽게 전달하고자 하였습니다. 각 장의 제목에는 경우에 따라 어떠한 분석 방법을 적용하는 것이 적절한지에 대한 힌트가 녹아 있습니다. 즉, 연구자가 현장에서 도출한 연구문제를 출발점으로 하여, 적절한 통계분석 방법을 선택하고, 분석을 시행한 후 결과를 올바르게 해석하고 보고할 수 있도록 지원하는 흐름으로 구성되었습니다. 연구문제와 연구가설이 무엇인가에 따라 통계적 분석방법이 달라집니다. 따라서 연구를 시작하는 초심자도 본인이 생각하는 연구문제와 가설에 따라 어떤 통계방법을 선택해야 하는지를 알 수 있도록 차근차근 제시되어있는 것이 이 책의 특징입니다.

특히, 이 책은 연구방법론에 대한 수십 권의 저서를 출간하시고 교육학자로서 학습자 중심의 교육이 무엇인지 몸소 실천하시고 롤모델이 되어주시는 성태제 교수님의 감수로 완성되었습니다. 정년을 앞두신 교수님께서 여전히 학문적 열정을 배울 수 있도록 동기를 부여해주시고 격려해주심에 깊은 감사를 드립니다.

끝으로 수차례의 교정 작업과 이미지 작업을 꼼꼼하게 지원해주신 정담미디어 김진환 사장님과 임직원께도 감사드립니다.

2019년 4월

저자 일동

목차

CHAPTER 1

간호과학과 간호통계

간호과학은 인간의 건강을 주제로 탐구하고 동시에 현장에서 실무를 수행하는 학문 분야로서 간호현장에서 일어나는 간호현상을 압축된 이론으로 설명하기 위하여 관찰, 면접, 조사, 실험연구 등을 통하여서 얻은 자료에 기초하여 기존의 이론을 지지 혹은 거부하여 새로운 이론을 제시한다. 자료에 근거하여 이론을 제시, 지지 혹은 거부하는 과학을 경험/실증 과학(empirical science)이라 한다.

경험과학으로서 간호과학은 관심 현상을 체계적으로 설명하기 위하여 이론을 정립하는 경험적 방법을 사용한다. 새로운 이론을 도출하거나 기존에 존재하는 이론을 지지, 거부 혹은 수정하기 위하여 경험적 연구방법을 사용할 때 자료수집을 거쳐 모은 자료를 검정함으로써 결론에 도달하는 절차를 거치게 된다.

어떤 잠정적 가설을 수치로 표현한 통계적 가설과 실험연구나 조사, 관찰 혹은 면접을 통하여 수집한 자료를 검정하는 과정을 위하여 통계학이 필요하다.

▷ 통계(statistics): 이론을 도출, 지지, 거부, 수정하기 위하여 수집한 자료를 가지고 가설을 검정하는, 즉 확률적으로 판정하는 수리적 논리

통계의 목적은 자료를 수집하여 현상을 설명하는 것으로 구체적인 목적은

1) 얻어진 자료를 단순히 묘사, 설명하는 것
2) 더 나아가 얻어진 자료의 결과를 일반화(generalization)하려는 것이다.

1)의 목적은 얻은 결과를 얻어진 자료에 국한시키는 기술통계 혹은 서술통계에 해당한다.

▷ 기술통계(descriptive statistics): 관찰한 자료를 쉽고 편리하게 서술하려는 통계. 즉, 얻은 결과를 그 대상 이외의 다른 대상에 적용하지 않고 해석의 의미를 국한시키는 통계

2)의 목적은 얻은 결과를 그 대상 이외의 다른 대상에 적용하여 해석하는 추리통계에 해당한다.

▷ 추리통계(inferential statistics): 수집된 자료로 그 자료가 추출된 모집단의 현상이나 특징을 추정, 예견, 일반화하려는 통계

CHAPTER 2

간호통계의 기본 개념 및 용어

1 변수

- 변수(variable): 변하는 모든 수로서 X, Y 등으로 표기 예 신장, 체중 등
- 상수(constant): 변하지 않는 고정된 수로서 C로 표기

인과관계에 의해 독립변수와 종속변수로 구분된다.

- 독립변수(independent variable): 다른 변수에 영향을 주는 변수
- 종속변수(dependent variable): 영향을 받는 변수, 즉 독립변수에 의하여 변화되는 변수
- 매개변수(mediating variable): 독립변수가 제3의 변수를 통해서 종속변수에 간접적으로 영향을 주는 경우 이러한 제3의 변수

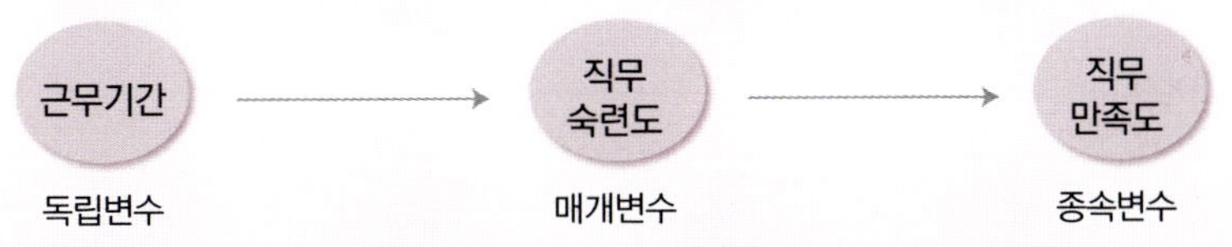

- 외생변수(extraneous variable, confounding variable): 종속변수에 영향을 주는 독립변수 이외의 변수로, 연구에서 통제하여야 하는 변수(control variable)

변수의 속성에 의해 질적변수와 양적변수로 구분된다.

- 질적변수(qualitative variable): 분류를 위하여 용어로 정의되는 변수
  예 성별, 인종, 학력 등
- 양적변수(quantitative variable): 양의 크기를 나타내기 위하여 수량으로 표시하는 변수. 연속성에 의하여 연속변수와 비연속변수로 구분된다.

- 연속변수(continuous variable): 주어진 범위 내에서 어떤 값도 가질 수 있는 변수

  예 신장, 체중, 나이 등

- 비연속변수(discrete variable): 특정 수치만을 가질 수 있는 변수

  예 입원일 수, 자동차 수 등

2 측정과 척도

- 측정(measurement): 사물을 구분하기 위하여 이름을 부여하거나 사물의 속성을 구체화하기 위하여 수를 부여하는 절차
- 척도(scale): 사물의 속성을 구체화하기 위한 측정의 단위

  예 명명척도, 서열척도, 등간척도, 비율척도, 절대척도 등

1 명명척도

명명척도(nominal scale)는 사물을 구분하기 위하여 이름을 부여하는 척도로, 성별, 인종, 색깔 등을 말한다.

2 서열척도

서열척도(ordinal scale)는 사물의 등위를 나타내기 위하여 사용하며, 성적 등위 혹은 어떤 능력의 서열을 말한다. 서열척도의 특징은 척도단위 사이의 등간성이 존재하지 않는 특징을 지니고 있다.

3 등간척도

등간척도(interval scale)는 명명척도의 구별성과 서열척도의 서열성에 부가하여 동일한 간격에 동일한 단위를 부여하므로 등간성이 있다. 더불어 임의영점과

임의단위가 있으며 덧셈법칙은 성립하나 곱셈법칙은 성립하지 않는 특징을 가진다. 온도, 시험점수 등이 해당된다.

4 비율척도

비율척도(ratio scale)는 등간척도의 모든 속성을 가지며 그 외 절대영점과 곱셈법칙이 모두 적용된다. 비율척도의 예로 체중이나 길이를 들 수 있다.

표 2-1 척도 간 특성 비교

척도 \ 특성	절대영점 특성	서열 특성	등간특성
명명척도			
서열척도		◎	
등간척도		◎	◎
비율척도	◎	◎	◎

3 모집단, 표본, 표집

- 모집단(population): 연구의 대상이 되는 전체
- 표본(sample): 모집단을 대표하는 추출된 대상의 군집
- 표집(sampling): 모집단에서 표본을 추출하는 과정

그림 2-1 **모집단, 표집, 표본 간의 관계**

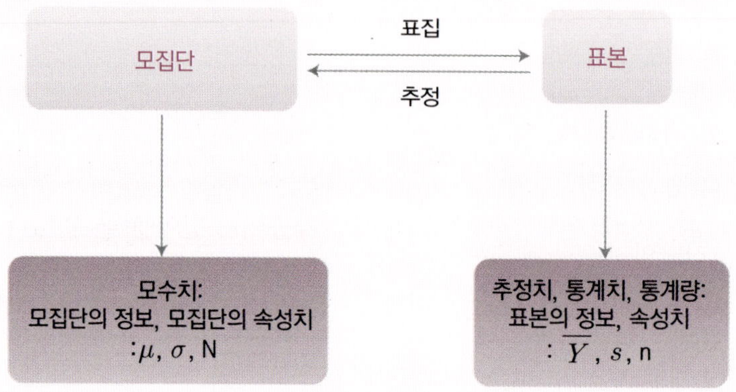

4 모수치와 추정치

- 모수치(parameter): 모집단이 지닌 속성을 나타내는 수치로 모집단의 평균은 μ로, 표준편차는 σ로 표기

- 추정치(estimate): 통계치(statistic) 또는 통계량으로, 알기가 쉽지 않은 모집단의 모수치를 추정하기 위하여 모집단에서 추출된 표본의 속성을 나타내는 수치이며, 추정치의 평균은 $\overline{Y}$, 표준편차는 s로 표기

5 기술통계와 추리통계

1 기술통계(descriptive statistics)

수집한 자료를 간단하고 편리하게 서술하는 통계로 서술통계라고도 한다. 즉, 수집한 자료를 분석하여 그 자료를 구성하는 대상들의 속성만을 설명하는 통계로, 모집단의 속성을 유추하지는 않는다.

2 추리통계(inferential statistics)

표본에서 얻은 자료로 모집단의 속성을 추정하는 통계이다. 표본에서 얻은 자료의 속성으로 평균, 표준편차 등을 설명할 뿐만 아니라 더 나아가 알지 못하는 모집단의 속성을 추리하고자 하는 통계이다. 즉, 표본에서 얻은 통계치를 가지고 모집단의 모수치를 추리하는 통계이다.

그림 2-2 기술통계와 추론통계

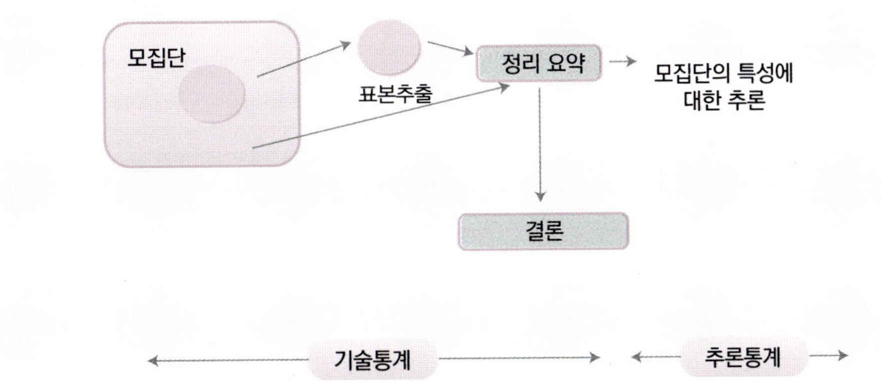

CHAPTER 3

SPSS 프로그램 활용법

이 책에서는 독자들이 쉽게 자료를 분석할 수 있게 하기 위하여 한글 SPSS(Statistical Package for Social Science) Statistics 25 버전을 이용하여 자료를 분석하였다. SPSS 프로그램은 크게 두 부분으로 나뉜다. 첫째 부분은 자료를 규명하는 부분이고, 두 번째 부분은 자료분석을 위하여 사용될 통계방법을 선택하여 분석을 실행하는 부분이다.

1 한글 SPSS Statistics 25 프로그램의 기초

1 한글 SPSS Statistics 25 열기

윈도우즈 작업표시줄의 을 누른 다음 IBM SPSS Statistics 25 을 누르거나, 바탕화면의 단축아이콘 을 두 번 누르면(더블클릭) 프로그램이 열린다.

2 한글 SPSS Statistics 25를 이용한 분석 과정

한글 SPSS Statistics 25를 이용한 분석 과정은 일반적으로 다음과 같은 4단계를 통해 이루어진다.

- 1단계: SPSS로 자료 가져오기

  이미 만들어 저장한 SPSS 자료 파일을 열거나 스프레드시트, dBASE, 텍스트 파일 등을 읽어와 SPSS 자료 파일로 변환하거나 데이터 편집기에 직접 자료를 입력한다.
- 2단계: 메뉴에서 프로시저 선택

  메뉴에서 해당 프로시저를 선택하여 통계량을 계산하거나 도표를 작성한다.
- 3단계: 분석하기 위한 변수 선택

  분석할 변수를 선택하면 자료파일의 변수가 해당 프로시저의 대화상자에 표시된다.

■ 4단계: 결과 검토

프로시저를 실행하고 출력결과 파일에 나타난 결과를 검토한다.

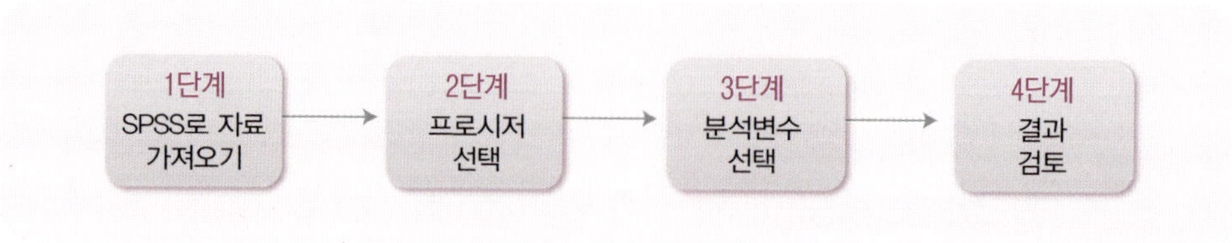

3 한글 SPSS Statistics 25의 창 종류

1 데이터 편집기(SPSS Statistics Data Editor)

SPSS 프로그램을 기동하면 자동으로 열리는 창으로서 SPSS 데이터 편집기에는 데이터 파일(*.sav)의 내용이 표시된다. 이 창에서 새로운 데이터 파일을 작성할 수 있을 뿐만 아니라 기존의 데이터 파일을 읽어 들여서 자료를 삭제, 수정, 추가할 수 있다. 데이터 편집기 창의 왼쪽 하단에는 데이터 보기(D)와 변수 보기(V)가 위치해 있다.

- 데이터 보기(D): 자료파일의 내용이 표시되는 창으로 작성된 자료파일을 불러오거나 직접 자료를 입력, 수정할 수 있다.
- 변수 보기(V): 변수의 이름 및 유형, 설명, 결측값, 열, 형식 등을 지정할 수 있다.

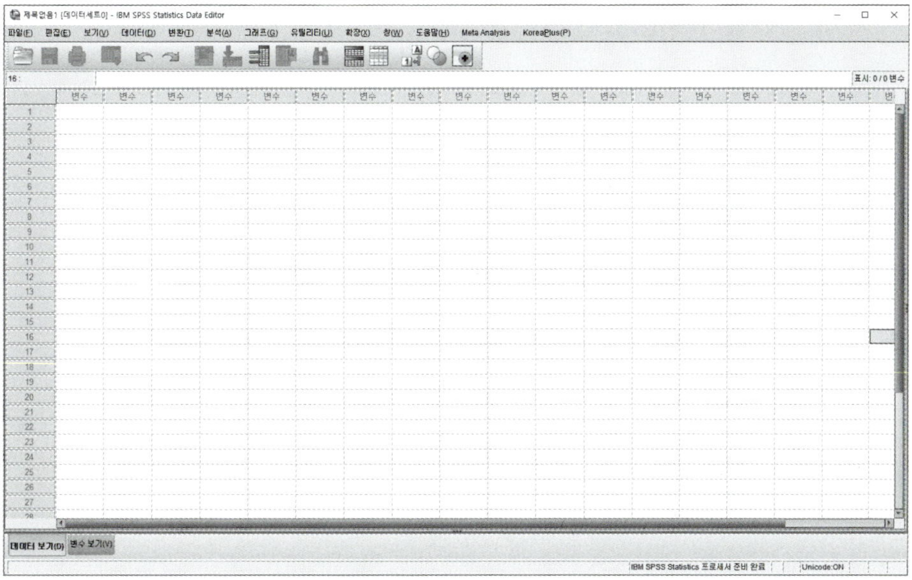

2 명령문 편집기(SPSS Statistics Syntax Editor)

SPSS 명령문을 작성, 편집하고 수행하기 위한 창이다. 명령문 창에서 직접 명령문을 입력하거나 프로시저 대화상자에서 붙여넣기(P) 를 클릭하면 해당 명령문이 자동으로 명령문 편집기(*.sps)에 작성된다.

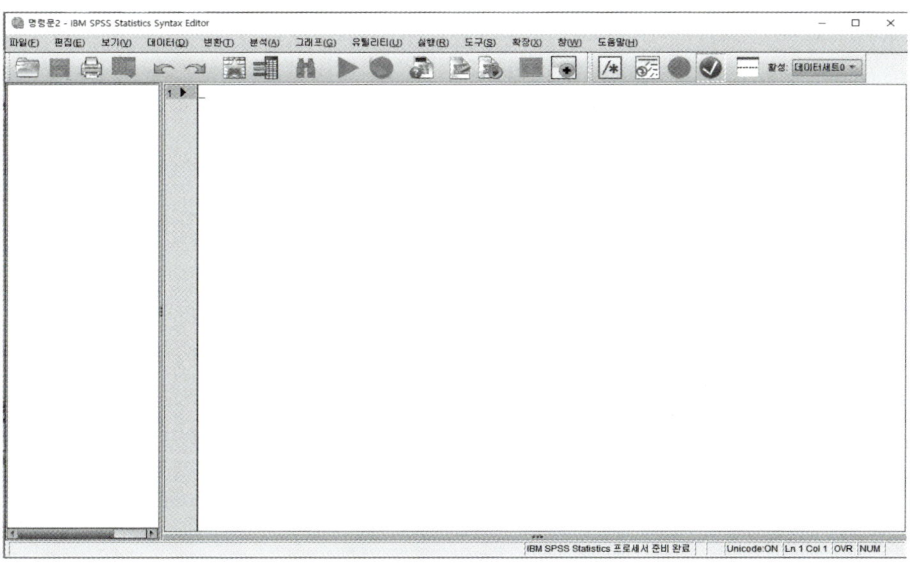

3 출력결과 뷰어(SPSS StatisticsViewer)

분석을 수행하는 명령을 실행하면 출력결과 뷰어에 통계분석 결과와 도표가 자동으로 표시되고, 저장된다(*.spv).

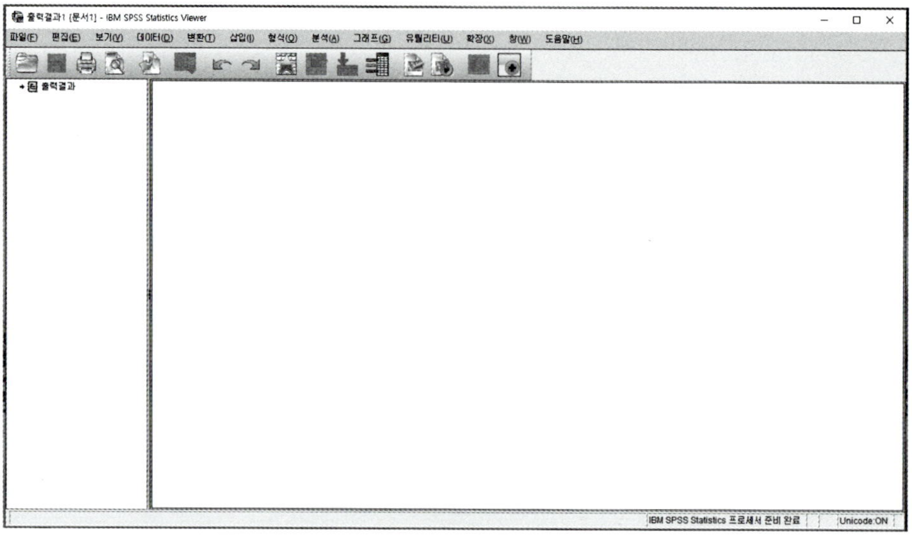

- 피벗표 편집기(Pivot Table Editor): 출력결과 뷰터의 특정 피벗표를 두 번 클릭하면 그것을 편집, 수정할 수 있는 창이 열린다. 여기서 문자열을 편집하거나 행과 열을 전치하거나 색상 등을 변경할 수 있다.
- 도표 편집기(Chart Editor): 뷰어에서 특정한 도표를 두 번 클릭하면 열리는 창으로 도표의 양식을 수정할 수 있다.
- 텍스트 출력물 편집기: 피벗표 형식으로 나타낼 수 없는 출력물은 텍스트 형식으로 출력된다. 특정한 텍스트 출력물을 두 번 클릭하면 창이 열린다. 여기에서 텍스트 출력물을 수정할 수 있다.

2 자료파일 작성

데이터 편집기에서 각 행은 한 케이스를 나타내고, 각 열은 단일 변수에 해당하며, 각 셀에 변수값을 입력한다.

1 SPSS를 활용한 자료 입력

1 자료입력

데이터 보기(D) 창에서 셀을 선택하고 숫자를 입력하면 자료값이 셀에 나타나는데 그 값을 기록하려면 Enter↵ 를 누른다. 변수에 이름을 별도로 지정하지 않으면 SPSS에서 고유한 변수명(예: VAR00001)을 지정한다.

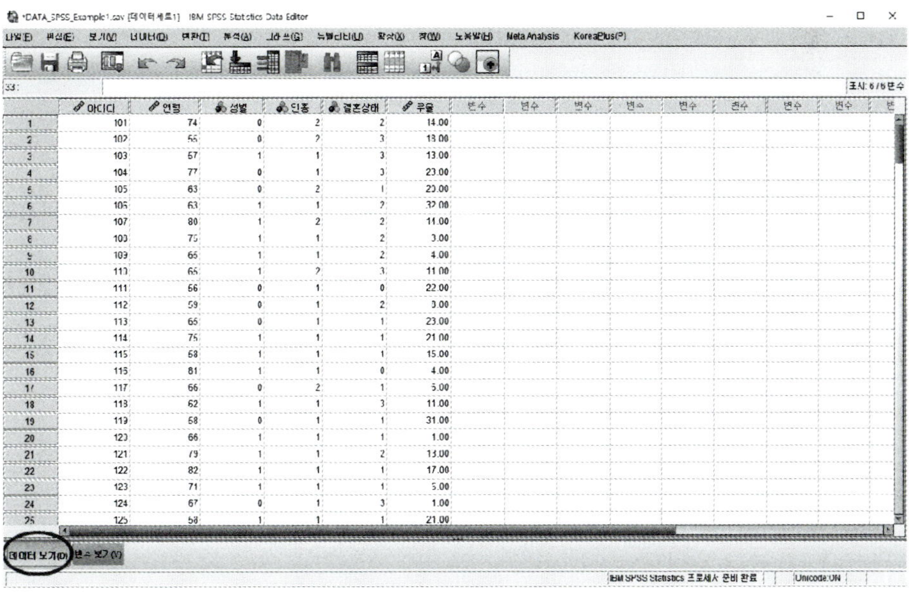

	아이디	연령	성별	인종	결혼상태	우울
1	101	74	0	2	2	14.00
2	102	56	0	2	3	13.00
3	103	57	1	1	3	13.00
4	104	77	0	1	3	23.00
5	105	63	0	2	1	20.00
6	106	63	1	1	2	32.00
7	107	80	1	2	2	11.00
8	108	75	1	1	2	3.00
9	109	65	1	1	2	4.00
10	110	65	1	2	3	11.00
11	111	56	0	1	0	22.00
12	112	59	0	1	2	3.00
13	113	65	0	1	1	23.00
14	114	75	1	1	1	21.00
15	115	68	1	1	1	15.00
16	116	81	1	1	0	4.00
17	117	66	0	2	1	5.00
18	118	62	1	1	3	11.00
19	119	58	0	1	1	31.00
20	120	66	1	1	1	1.00
21	121	79	1	1	2	13.00
22	122	82	1	1	1	17.00
23	123	71	1	1	1	5.00
24	124	67	0	1	3	1.00
25	125	58	1	1	1	21.00

2 변수 정의

데이터 편집기에서 **변수 보기(V)** 또는 해당 열 맨 위의 변수 이름을 두 번 클릭하면 다음과 같은 창이 나오고 변수 이름, 형태 등을 지정할 수 있다.

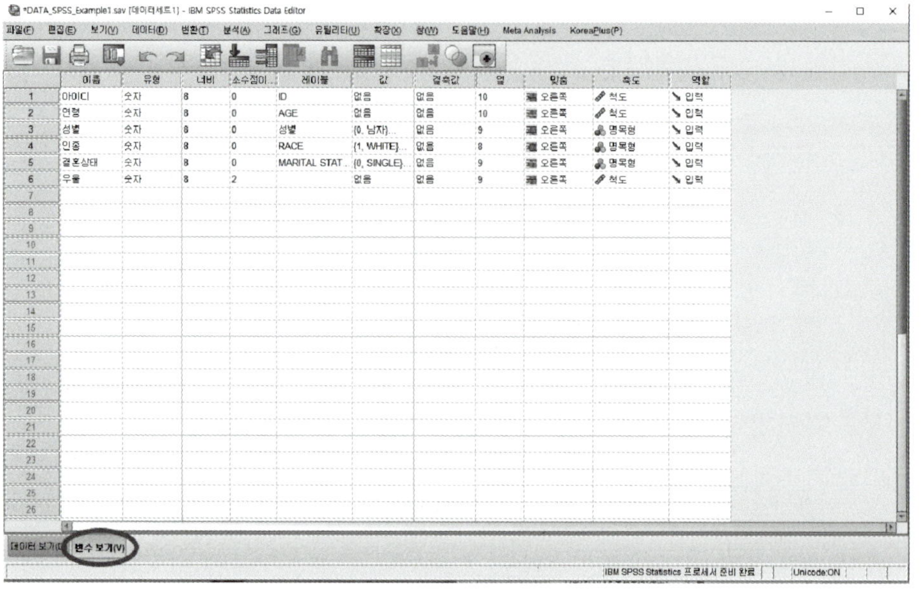

- 이름: 변수의 이름을 직접 입력한다.

  변수 이름을 지정하는 데 있어서 지켜야 할 규칙들은:

  - 동일한 이름을 중복하여 사용할 수 없다.
  - 공란(space)이나 & ! ? / % ^ 등과 같은 특수문자를 사용할 수 없다.
  - 예약 키워드(예: ALL, AND, BY, EQ, GE, GT, LE, LT, NE, NOT, OR, THRU, TO, WITH 등)를 사용할 수 없다.
  - 숫자로 시작할 수 없다(예: 1번 문항 → 문항 1).

- 유형: 변수의 유형 지정(기본설정: 숫자)

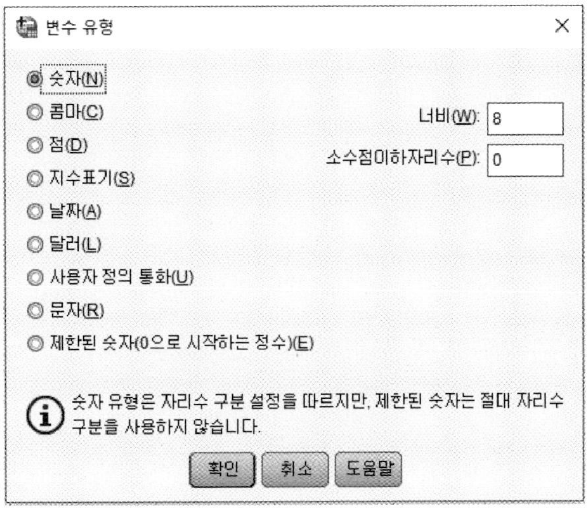

  - 너비와 소수점 이하 자리수도 동시에 지정할 수 있다.
  - 숫자가 아닌 자료를 입력하려면 변수의 유형을 문자열로 바꾼 다음, 숫자 자료와 같은 방법으로 입력
- 너비: 변수가 차지하는 자리수 지정(기본설정값: 8)
- 소수점이하자리: 변수의 소수점 이하 자리수 지정(기본설정값: 2)
- 설명: 변수 이름을 간략하게 지정한 경우, 해당 변수의 구체적인 내용을 입력할 수 있다. 변수에 대한 설명을 입력하면, 출력결과에 변수 이름 대신 변수 설명이 나타난다.

- 값: 통계 보고서와 도표 등에 제시될 기술적 설명 입력

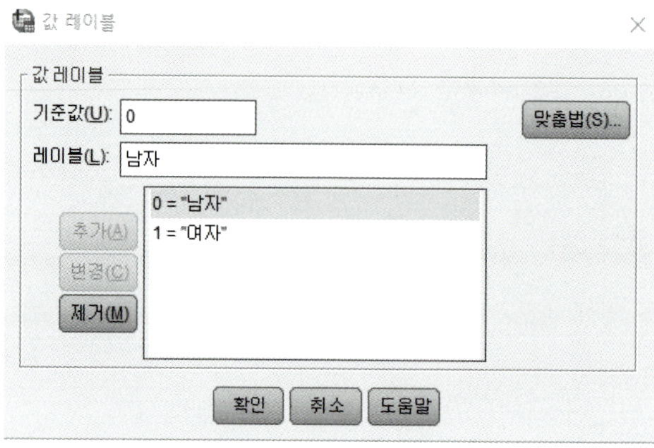

예를 들어, 남자와 여자를 각각 0과 1로 표기하려면 데이터값과 기술적 설명을 입력하고, 추가(A) 를 클릭한다. 입력이 완료되면 변경(C) 을 클릭한다. 변수 자체에 대해 설명할 수도 있다.

- 결측값: 어떤 변수의 변수값을 조사하지 못하였을 경우, 이러한 결측값(missing value)을 표시하기 위하여 특정한 값(예: 9, 99)을 지정할 때 사용(기본설정값: 결측값 없음)

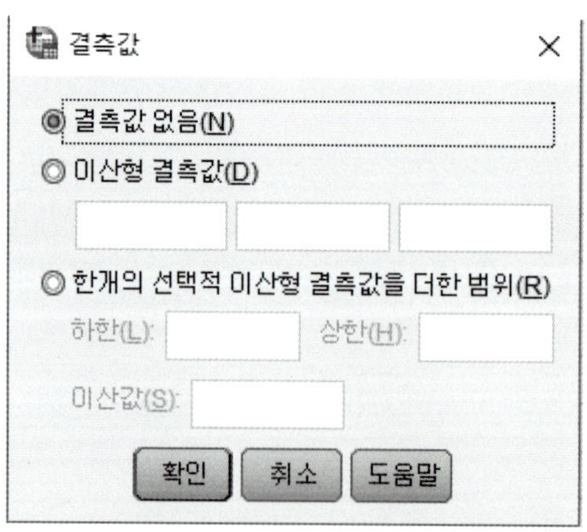

자료를 입력할 때 결측값은 일반적으로 빈칸으로 처리하고, **결측값 없음(N)**을 선택한다. 특정 값을 결측값으로 지정하려면 자료를 입력할 때 결측값에 특정 값을 넣고 **이산형 결측값(D)**을 선택한 후 특정 값을 입력

- 열: '데이터 보기' 창에서 변수가 차지하는 column 수를 지정
- 맞춤: '데이터 보기' 창에서 변수의 정렬 형태를 지정(왼쪽, 오른쪽, 가운데)
- 측도: 변수의 특성을 정의(척도: 등간척도, 순서: 서열척도, 명목: 명명척도)
- 역할: 사전 정의된 역할을 지원(입력, 대상, 모두, 없음, 분할)

3 변수값 설명을 이용한 자료입력

보기(V) ⇨ **값 레이블(V)** 또는 도구모음에서 ⇨ 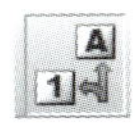

변수 보기에서 정의한 변수값 설명을 사용하여 자료를 볼 수 있다.

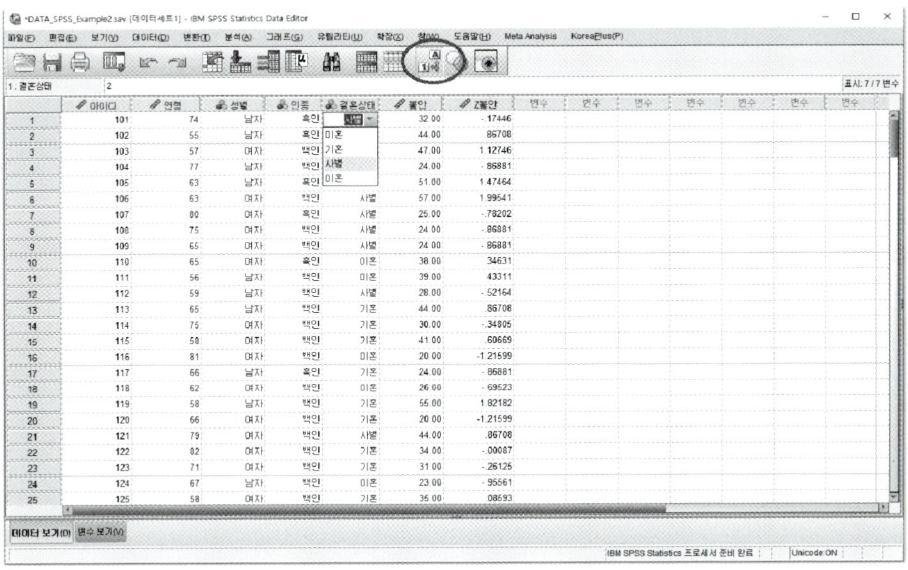

값을 입력할 셀을 더블 클릭하면 셀의 오른쪽에 아래로 향하는 화살표가 나타나는데, 이 화살표를 클릭하면 정의된 변수값 설명을 모두 볼 수 있고, 이 중에서 원하는 설명을 클릭하면 변수값 설명이 셀에 나타난다.

2 다른 형식의 파일 읽기

1 엑셀 파일 읽기

파일(F) ⇨ 열기(O) ⇨ 데이터(D)

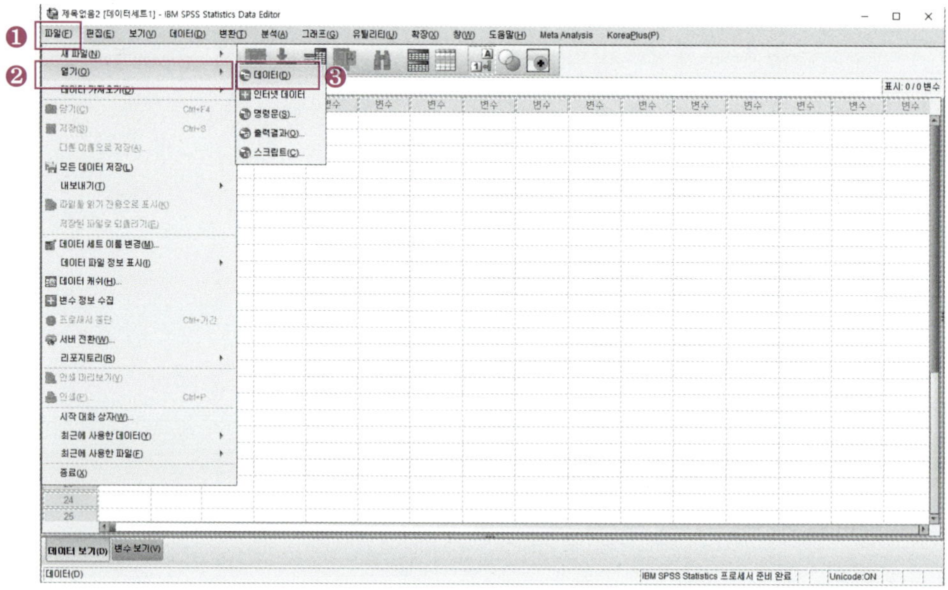

데이터 열기 대화상자의 목록에서 **파일 유형(T)**을 Excel(*.xls, *.xlsx, *.xlsm)로 선택하고, 목록에서 파일을 선택하면 데이터 열기 옵션 대화상자가 열린다. 여기서 기억해야 할 사항은 각 변수에 대한 자료 유형은 스프레드시트 첫 행에 나오는 값에 따라 정의된다.

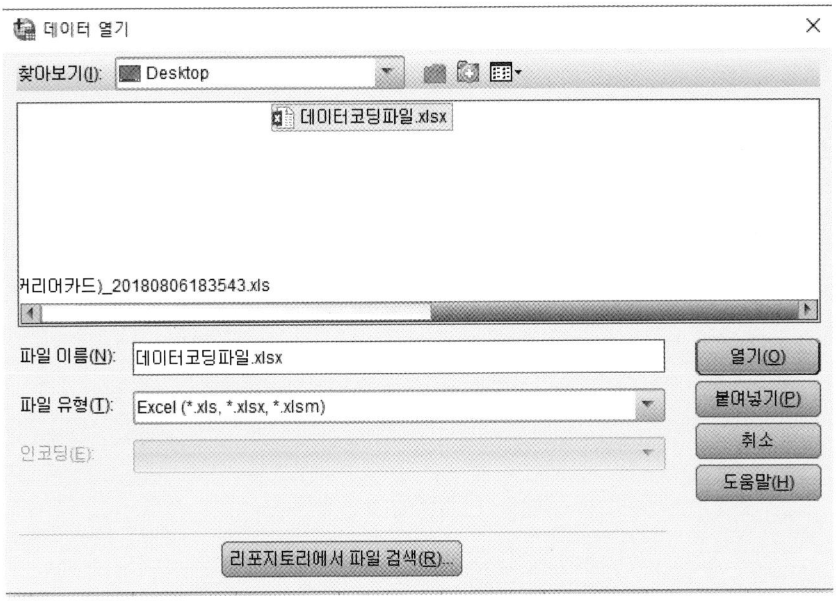
데이터 열기
찾아보기(I): Desktop
데이터코딩파일.xlsx
커리어카드)_20180806183543.xls
파일 이름(N): 데이터코딩파일.xlsx
파일 유형(T): Excel (*.xls, *.xlsx, *.xlsm)
인코딩(E):
열기(O)
붙여넣기(P)
취소
도움말(H)
리포지토리에서 파일 검색(R)...

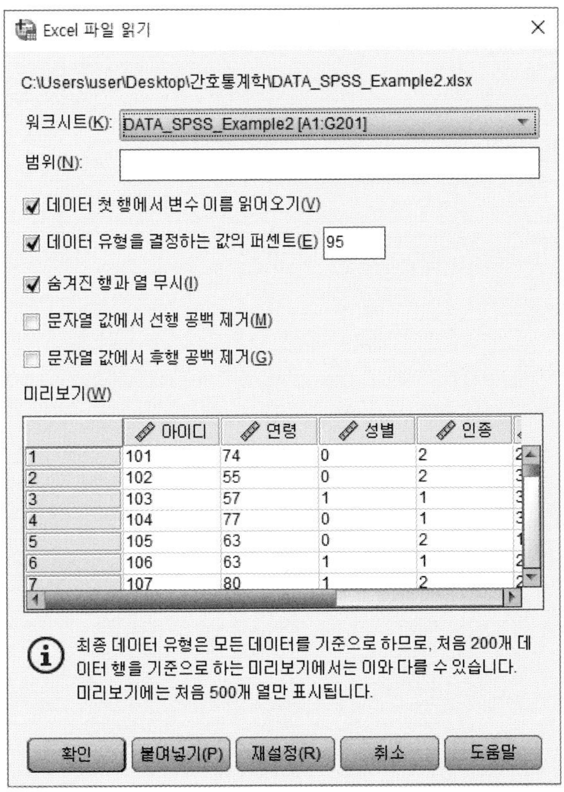
Excel 파일 읽기
C:\Users\user\Desktop\간호통계학\DATA_SPSS_Example2.xlsx
워크시트(K): DATA_SPSS_Example2 [A1:G201]
범위(N):
데이터 첫 행에서 변수 이름 읽어오기(V)
데이터 유형을 결정하는 값의 퍼센트(E) 95
숨겨진 행과 열 무시(I)
문자열 값에서 선행 공백 제거(M)
문자열 값에서 후행 공백 제거(G)
미리보기(W)
아이디 연령 성별 인종
1 101 74 0 2
2 102 55 0 2
3 103 57 1 1
4 104 77 0 1
5 105 63 0 2
6 106 63 1 1
7 107 80 1 2
최종 데이터 유형은 모든 데이터를 기준으로 하므로, 처음 200개 데이터 행을 기준으로 하는 미리보기에서는 이와 다를 수 있습니다.
미리보기에는 처음 500개 열만 표시됩니다.
확인
붙여넣기(P)
재설정(R)
취소
도움말

- 데이터 첫 행에서 변수 이름 읽어오기: 첫 행에 열 제목(변수명)이 있을 때, 스프레드시트 첫 행에 나오는 값은 SPSS에서 변수명으로 사용되고, 두 번째 행의 데이터값에 따라 자료 유형을 정의
- 데이터 유형을 결정하는 값의 퍼센트: 읽으려는 데이터의 유형을 자동으로 선택할 때 값의 일정 비율 이상을 차지하는 유형을 자동으로 선택하게 하는 것
- 숨겨진 행과 열을 무시: 스프레드시트에서 읽으려는 데이터에 숨겨진 행과 열이 있는 경우 체크하면 무시하고 체크하지 않으면 숨겨진 행과 열도 읽어옴
- 문자열 값에서 선행 공백 제거: 읽으려는 데이터 값 중 문자열에서 공백이 있을 경우 앞 공백을 제거할지에 대해 선택
- 문자열 값에서 후행 공백 제거: 읽으려는 데이터 값 중 문자열에서 공백이 있을 경우 뒤 공백을 제거할지에 대해 선택

3 자료 변환

1 변수 계산

변환(T) ⇨ 변수 계산(C)

주어진 계산식에 따라 변수값을 계산하여 새로운 변수나 기존의 변수에 할당한다. 즉, 기존의 변수에 새로운 변수값을 부여하거나, 한 변수의 변수값을 다른 변수로 복사하거나, 여러 변수를 조합하여 새로운 변수를 만들 경우에 사용한다.

1 변수계산의 절차

※ 분석실습예제: 환경만족도, 교통만족도, 의료진만족도를 더한 만족도 총점을 계산해보자.

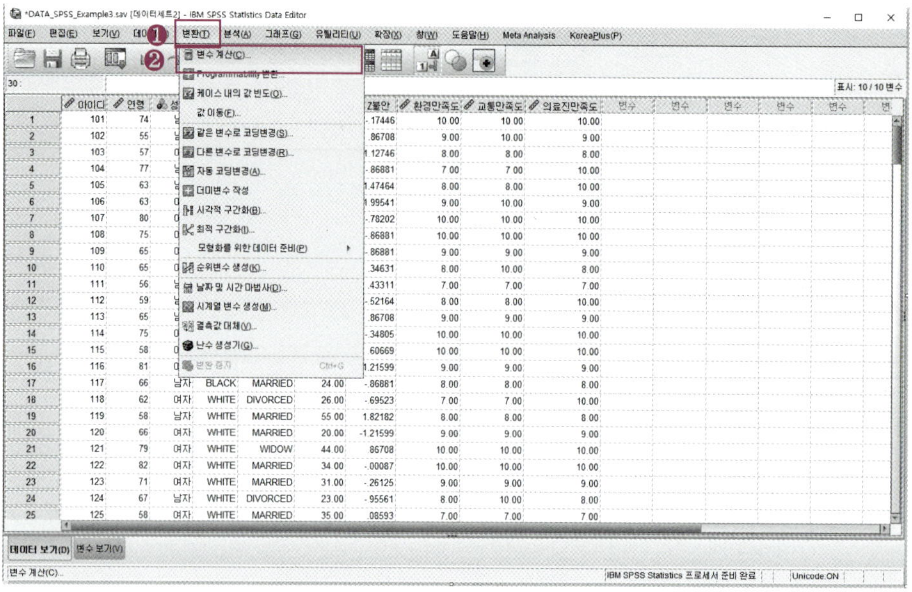

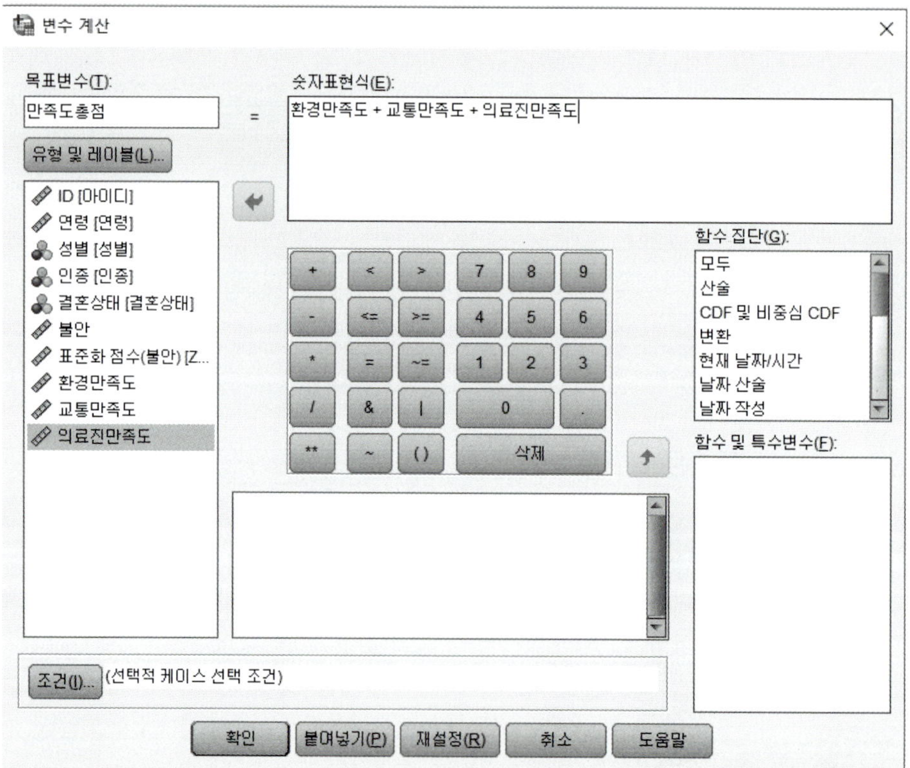
변수 계산
목표변수(T):
만족도총점
숫자표현식(E):
환경만족도 + 교통만족도 + 의료진만족도
유형 및 레이블(L)...
ID [아이디]
연령 [연령]
성별 [성별]
인종 [인종]
결혼상태 [결혼상태]
불안
표준화 점수(불안) [Z...
환경만족도
교통만족도
의료진만족도
함수 집단(G):
모두
산술
CDF 및 비중심 CDF
변환
현재 날짜/시간
날짜 산술
날짜 작성
함수 및 특수변수(F):
삭제
조건(I)...
(선택적 케이스 선택 조건)
확인
붙여넣기(P)
재설정(R)
취소
도움말

목표변수(T)의 이름과 숫자표현식(E)을 입력한다. 이때 변수 목록에서 변수를 숫자표현식(E) 상자에 옮기려면 해당 변수를 선택하고 ➡를 클릭한다. 숫자표현식(E)에는 계산기에 있는 숫자와 연산자를 붙여넣는다. 그리고 **확인** 을 클릭하면 새 변수가 데이터 파일 오른쪽 끝에 추가된다.

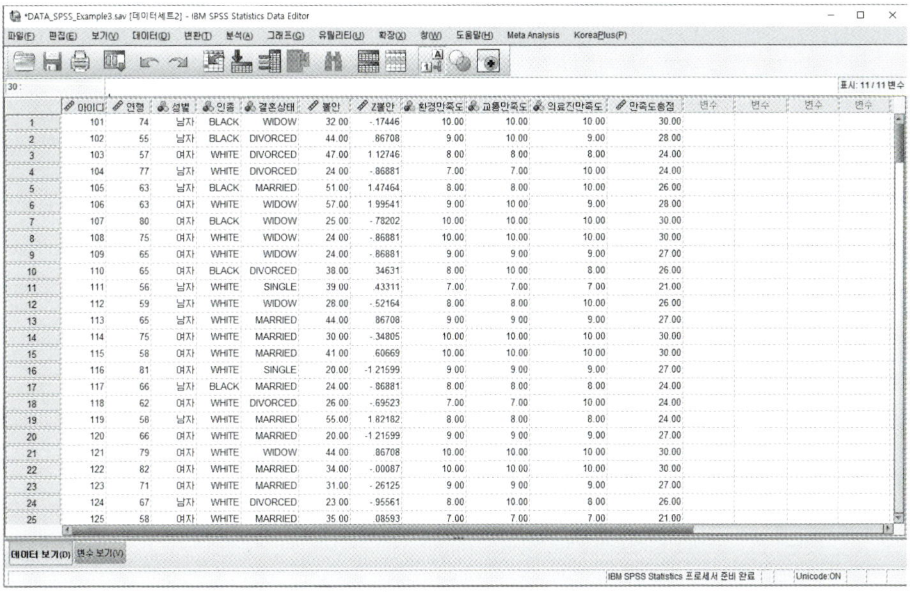

	아이디	연령	성별	인종	결혼상태	불안	Z불안	환경만족도	교통만족도	의료진만족도	만족도총점	변수	변수	변수	변수
1	101	74	남자	BLACK	WIDOW	32.00	-.17446	10.00	10.00	10.00	30.00				
2	102	55	남자	BLACK	DIVORCED	44.00	.86708	9.00	10.00	9.00	28.00				
3	103	57	여자	WHITE	DIVORCED	47.00	1.12746	8.00	8.00	8.00	24.00				
4	104	77	남자	WHITE	DIVORCED	24.00	-.86881	7.00	7.00	10.00	24.00				
5	105	63	남자	BLACK	MARRIED	51.00	1.47464	8.00	8.00	10.00	26.00				
6	106	63	여자	WHITE	WIDOW	57.00	1.99541	9.00	10.00	9.00	28.00				
7	107	80	여자	BLACK	WIDOW	25.00	-.78202	10.00	10.00	10.00	30.00				
8	108	75	여자	WHITE	WIDOW	24.00	-.86881	10.00	10.00	10.00	30.00				
9	109	65	여자	WHITE	WIDOW	24.00	-.86881	9.00	9.00	9.00	27.00				
10	110	65	여자	BLACK	DIVORCED	38.00	.34631	8.00	10.00	8.00	26.00				
11	111	56	남자	WHITE	SINGLE	39.00	.43311	7.00	7.00	7.00	21.00				
12	112	59	남자	WHITE	WIDOW	28.00	-.52164	8.00	8.00	10.00	26.00				
13	113	65	남자	WHITE	MARRIED	44.00	.86708	9.00	9.00	9.00	27.00				
14	114	75	여자	WHITE	MARRIED	30.00	-.34805	10.00	10.00	10.00	30.00				
15	115	58	여자	WHITE	MARRIED	41.00	.60669	10.00	10.00	10.00	30.00				
16	116	81	여자	WHITE	SINGLE	20.00	-1.21599	9.00	9.00	9.00	27.00				
17	117	66	남자	BLACK	MARRIED	24.00	-.86881	8.00	8.00	8.00	24.00				
18	118	62	여자	WHITE	DIVORCED	26.00	-.69523	7.00	7.00	10.00	24.00				
19	119	58	남자	WHITE	MARRIED	55.00	1.82182	8.00	8.00	8.00	24.00				
20	120	66	여자	WHITE	MARRIED	20.00	-1.21599	9.00	9.00	9.00	27.00				
21	121	79	여자	WHITE	WIDOW	44.00	.86708	10.00	10.00	10.00	30.00				
22	122	82	여자	WHITE	MARRIED	34.00	-.00087	10.00	10.00	10.00	30.00				
23	123	71	여자	WHITE	MARRIED	31.00	-.26125	9.00	9.00	9.00	27.00				
24	124	67	남자	WHITE	DIVORCED	23.00	-.95561	8.00	10.00	8.00	26.00				
25	125	58	여자	WHITE	MARRIED	35.00	.08593	7.00	7.00	7.00	21.00				

2 코딩변경

코딩변경은 특정 변수의 변수값을 변경하기 위해 사용하는데, 다음의 두 가지 방법을 사용할 수 있다.

변경된 코딩값을 원래의 변수에 저장하려면

변환(V) ▷ **같은 변수로 코딩변경(S)** 를 선택하고,

변경된 코딩값을 다른 변수로 저장하려면

변환(V) ▷ **같은 변수로 코딩변경(S)** 를 선택한다.

1 코딩변경의 절차

※ 분석실습예제: 원래의 데이터 파일의 연령은 연속형 변수로 최저 25세, 최고 88세까지 분포되어 있다. 45세 미만, 45세 이상 65세 미만, 65세 이상의 3개의 범주로 변경해 보자.

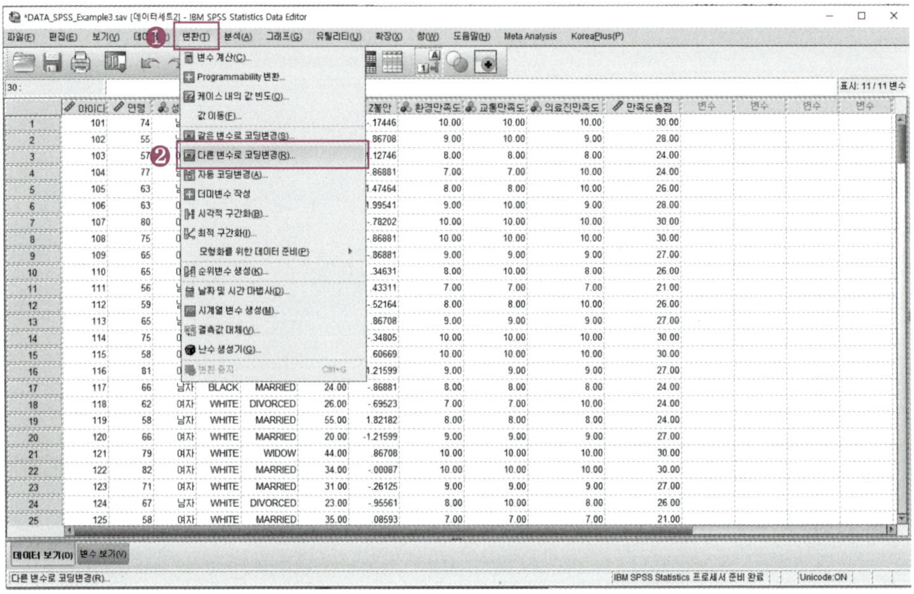

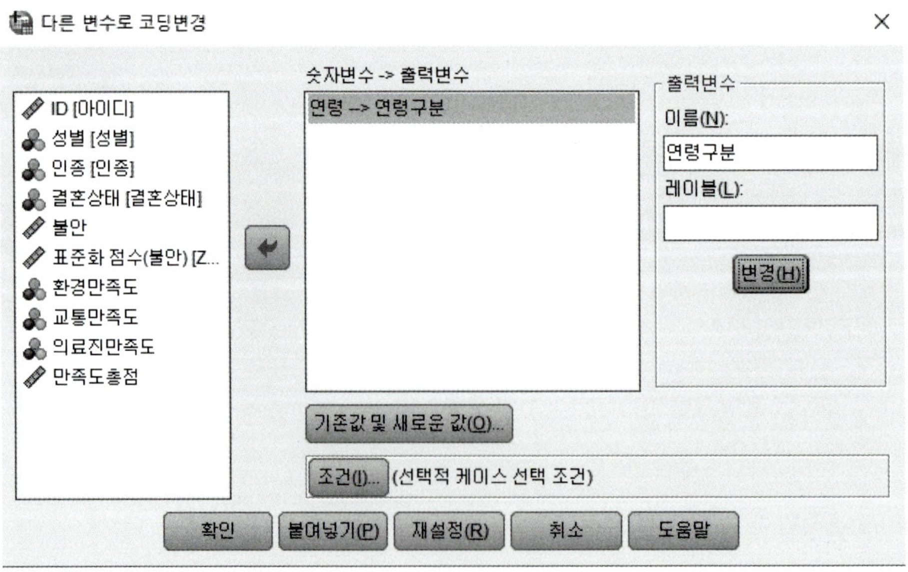

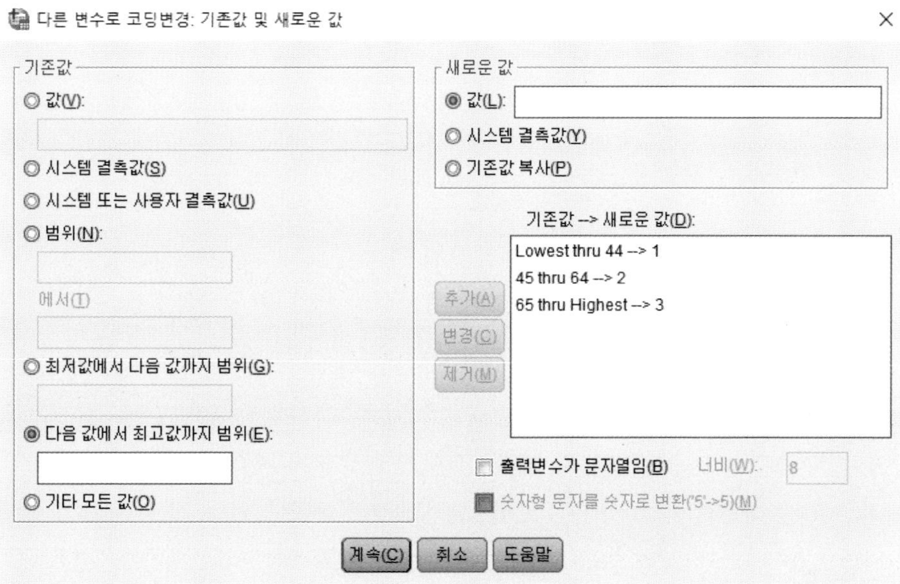

변수 목록에서 코딩값을 변경하고자 하는 변수를 선택하고 출력변수의 이름(N)에 새로운 변수 이름를 입력한 다음 **변경(H)**를 클릭하고 나서, **기존값 및 새로운 값(O)**을 클릭하면 다음과 같은 대화상자가 나타나는데, 여기에서 코딩 규칙을 변경한다. 기존값의 값(V)에는 변경할 기존값을, 새로운 값의 기준값(A)에는 변경하고자 하는 새로운 값을 입력한 후 **추가(A)** 를 클릭하여 기존값→새로운 값(D)에 추가한다. 같은 방법으로 변경할 기존값을 새로운 값으로 모두 지정한 후 **계속(C)**을 클릭하고, 새로운 변수로 코딩변경 대화상자에서 **확인**을 클릭하면 데이터의 가장 오른쪽 열에 새로운 변수가 추가된다.

3 케이스를 대상으로 하는 자료 변환

1 케이스 선택

데이터(D) ⇨ 케이스 선택(S)

전체 데이터에서 필요에 따라 특정한 조건을 만족하는 케이스, 일정한 비율 또는 수만큼의 케이스, 처음 몇 개의 케이스만을 선택하고자 할 때 사용한다.

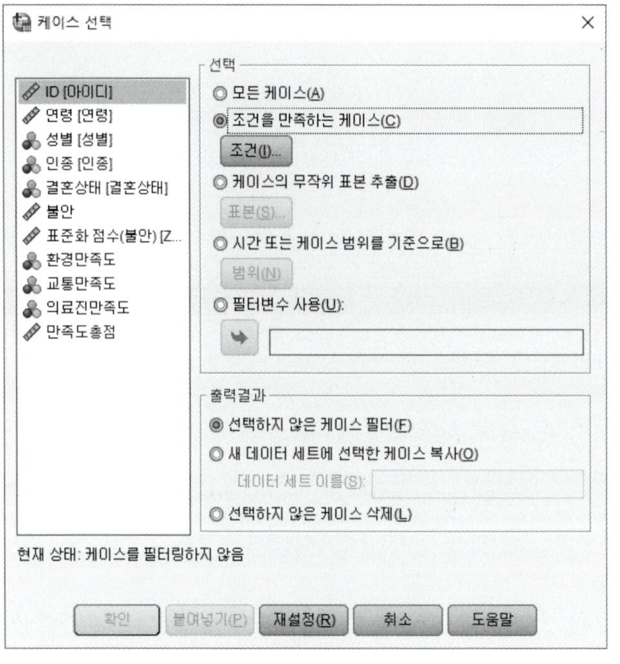

조건을 만족하는 케이스(C)에서 조건(I) 을 클릭한다.

- 선택
  - 모든 케이스(A): 특정한 조건에 해당하는 케이스를 선택하여 분석한 후, 다시 모든 케이스를 사용할 때 사용
  - 조건을 만족하는 케이스(C): 조건을 지정하여 표본을 선정할 때 사용

    조건(I) 을 클릭하여 선택 조건을 지정할 수 있다.

- 케이스의 무작위 표본 추출(D): 일정 비율 또는 일정 수만큼의 표본을 선정할 때 사용
- 시간 또는 케이스 범위를 기준으로(B): 케이스의 번호 범위를 지정하여 표본을 선정할 때 사용
- 필터변수 사용(U): 데이터 파일에서 선택한 숫자 변수를 사용하여 0 또는 결측값을 제외한 값을 가지는 케이스를 선택하고자 할 때 사용

■ 출력결과

- 선택하지 않은 케이스 필터(F): 데이터 편집기에서 케이스 번호에 대각선(임시지움)으로 표시
- 새 데이터 파일에 선택한 케이스 복사(O): 선택한 케이스를 새 데이터 파일로 만든다. 원래의 데이터 파일은 그대로 유지
- 선택하지 않은 케이스 삭제(L): 선택되지 않은 케이스는 파일에서 완전히 삭제

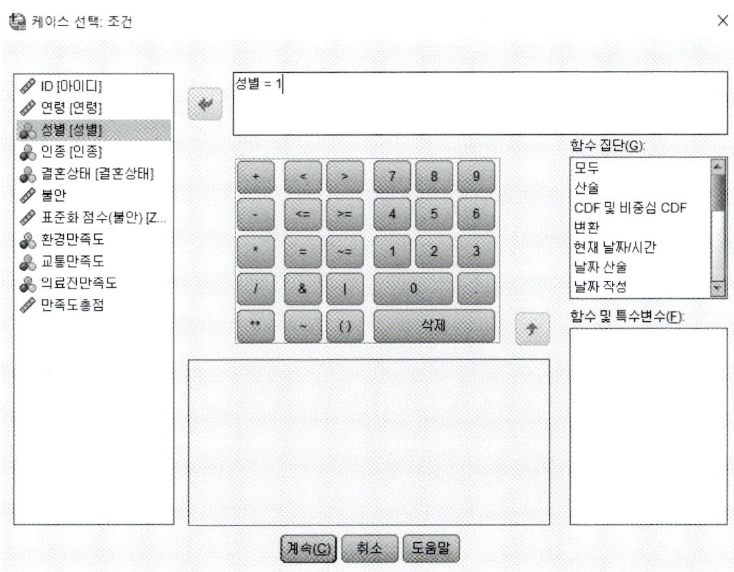

케이스를 선택하는 조건을 입력하고 [계속(C)]을 클릭한 후, 케이스 선택 대화상자에서 [확인]을 클릭한다. 이 명령이 수행되면 데이터 파일에서 선택하지 않은 케이스 번호에 빗금이 생기고 분석에서 제외된다.

2 가중값 부여

데이터(D) ⇨ 가중 케이스(W)

특정한 변수값에 따라 서로 다른 비중을 두어 처리할 경우에 사용한다.

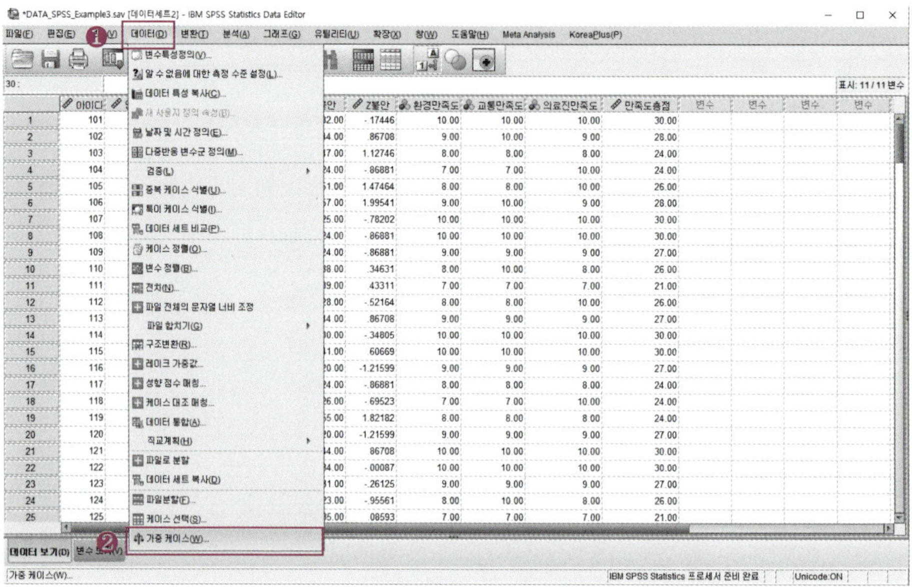

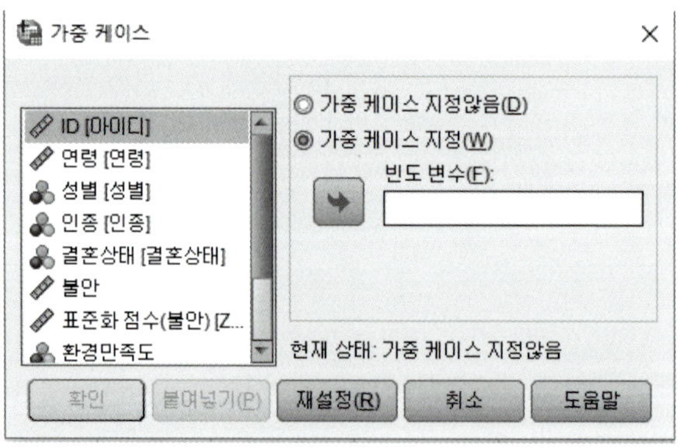

• 가중 케이스 지정(W): 빈도변수(F)에 가중값을 부여할 빈도변수를 옮김

3 케이스 정렬

데이터(D) ⇨ 케이스 정렬(W)

특정 변수들의 정렬 순서에 따라 케이스를 재배치할 때 사용한다.

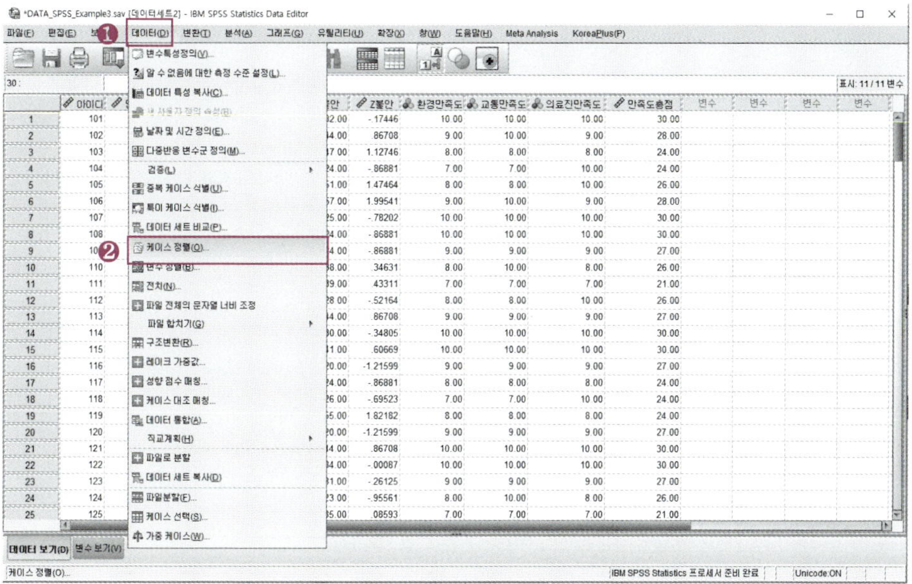

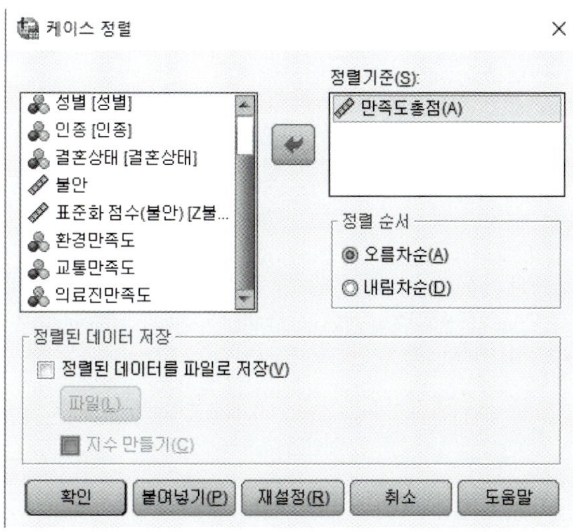

정렬할 기준 변수와 정렬 순서를 지정한 후 확인 을 클릭한다.

4 케이스 요약을 통한 자료 확인

1 분석실행

분석(A) ⇨ 보고서(P) ⇨ 케이스 요약(M)

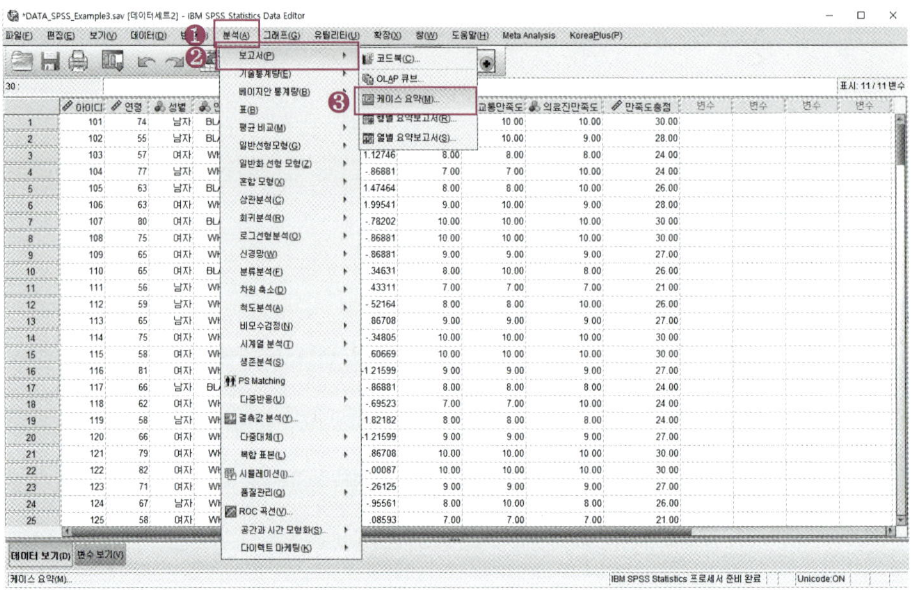

확인하고 싶은 변수를 지정한다. 이때 집단변수(G)를 지정하면 확인하고 싶은 변수값이나 요약통계량을 지정한 집단변수에 따라 구분하여 나타낸다.

- 케이스 출력(L): 케이스 출력을 설정할 경우에는 개별 케이스의 지정한 변수에 대한 변수값을 출력하고, 해제하였을 경우에는 개별 케이스의 변수값은 출력

하지 않고 요약통계량만 출력한다.

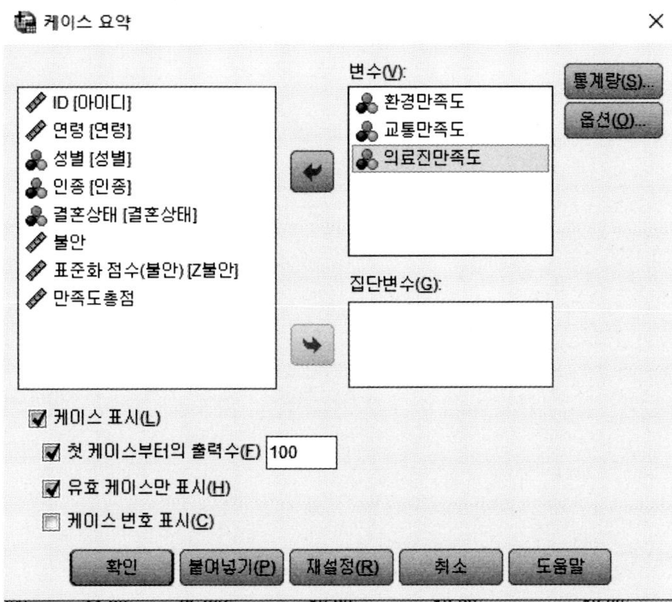

케이스 요약 대화상자에서 **통계량(S)**을 클릭한다. 출력하고자 하는 통계량을 왼쪽의 통계량(S) 상자에서 오른쪽의 셀 통계량(C)으로 이동시킨다.

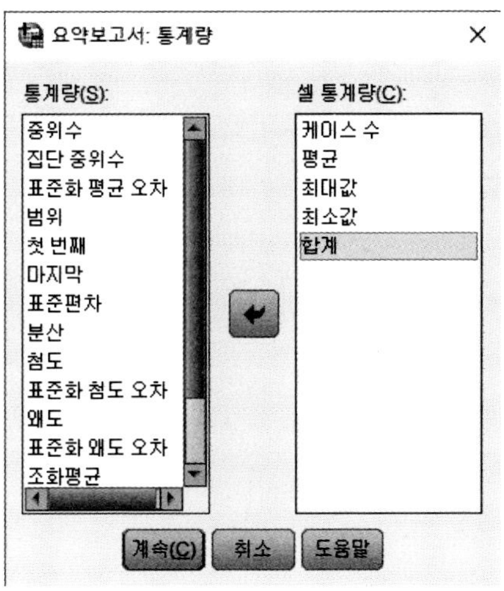

2 분석결과 확인

케이스 요약[a]

		환경만족도	교통만족도	의료진만족도
1		10.00	10.00	10.00
2		9.00	10.00	9.00
3		8.00	8.00	8.00
4		7.00	7.00	10.00
5		8.00	8.00	10.00
6		9.00	10.00	9.00
7		10.00	10.00	10.00
8		10.00	10.00	10.00
9		9.00	9.00	9.00
10		8.00	10.00	8.00
전체	N	10	10	10
	평균	8.8000	9.2000	9.3000
	최대값	10.00	10.00	10.00
	최소값	7.00	7.00	8.00
	합계	88.00	92.00	93.00

a. 처음 10 케이스로 제한됨.

CHAPTER 4

기술통계

1 빈도분석

빈도분석(frequency analysis)을 통해서 수집된 자료의 형태를 파악할 수 있으며 다음과 같은 자료의 분포 특성을 나타내 주는 통계값과 결과를 얻을 수 있다.

- 빈도, 백분율, 누가백분율을 나타내는 빈도표
- 중심경향값: 평균, 중앙값, 최빈값
- 분산도: 범위, 분산, 표준편차
- 그래프(막대도표, 원도표, 히스토그램)

범주형 변수인 경우에는 각 변수에 대한 빈도표와 막대도표, 원도표를 통해 빈도분석을 시행하는 반면, 연속형 변수인 경우에는 변수의 단위에 따라 빈도표를 구할 수도 있다. 일반적으로 중심경향, 분산도, 히스토그램을 통해서 변수의 분포를 알아보는 데 이용한다.

▪ 중심경향값이란?

중심경향(central tendency)이란 모집단 혹은 표본으로부터 얻어진 자료가 어느 한 점으로 몰리는 현상으로서 중심경향을 나타내는 특정한 값을 중심경향값이라고 하고 평균, 중앙값, 최빈값 등이 있다.

- 평균(mean): 산술평균
- 중앙값(median): 자료를 가장 작은 수부터 가장 큰 수까지 크기에 의하여 배열했을 때 중앙에 위치하는 자료의 값

▸ 자료의 개수가 홀수일 경우: 중앙에 위치하는 값

예 1, 2, 3, 4, 5 중앙값 = 3

▸ 자료의 개수가 짝수일 경우: 중앙에 위치하는 두 개 자료값의 평균

예 1, 2, 3, 4, 5, 6 중앙값 = 3.5

- 최빈값(mode): 분포에서 가장 많은 도수를 가지는 점수(자료값)로 자료에서 가장 자주 나타나는 숫자

▸ 최빈값의 개수에 따른 분포 종류

- 단봉분포(unimodal distribution): 최빈값이 1개
- 이봉분포(bimodal distribution): 최빈값이 2개
- 다봉분포(multi-modal distribution): 최빈값이 3개 이상

그림 4-1 이봉분포와 다봉분포

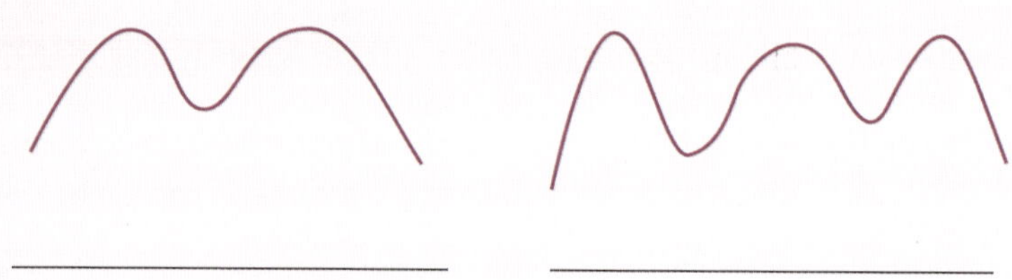

(a) 이봉분포 (b) 다봉분포

▪ 중심경향값에 따른 분포의 형태

▸ 정규분포(normal distribution): 어느 한 점을 중심으로 그점에서의 높이가 좌우 대칭이 되는 형태로서 평균, 중앙값, 그리고 최빈값이 일치하며 좌우대칭이 되는 형태의 분포

그림 4-2 정규분포

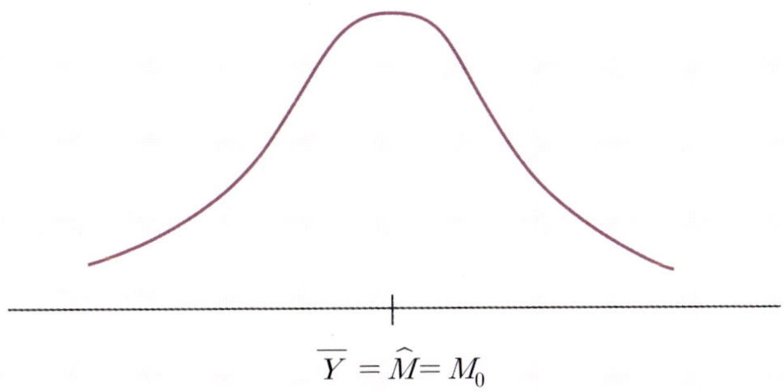

- 편포(skewed distribution): 한 점을 중심으로 좌우대칭이 되지 않고 한쪽으로 치우친 분포
  - 부적편포(negatively skewed distribution): 분포의 가늘고 긴 꼬리 부분이 왼쪽, 음의 부호 쪽으로 길게 뻗어 있는 분포

그림 4-3 부적편포

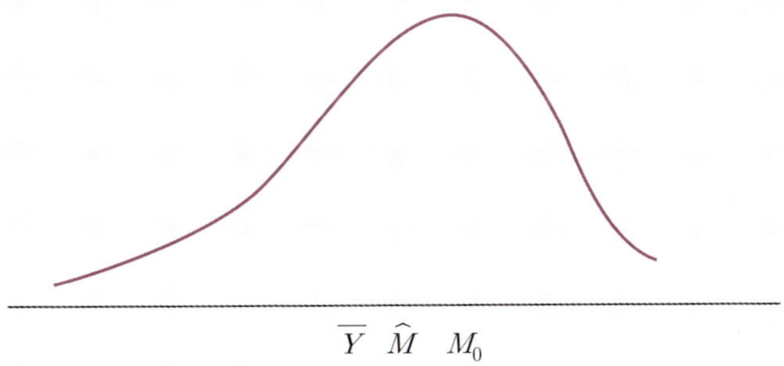

- 정적편포(positively skewed distribution): 분포의 가늘고 긴 꼬리 부분이 오른쪽, 양의 부호 쪽으로 길게 뻗어 있는 분포

그림 4-4 정적편포

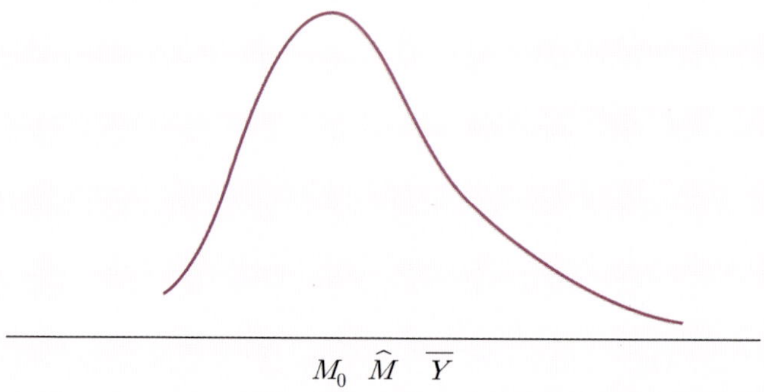

▸ 왜도(skewness): 분포의 비대칭 정도, 즉 분포가 기울어진 방향과 정도를 나타낸다. 왜도가 0이면 좌우대칭인 정규분포를 말하며, 음수이면 부적편포, 양수이면 정적편포를 말한다.

▪ 분산도란?

분산도(dispersion of data; variation)는 자료의 흩어진 정도, 분포의 흩어진 정도를 말하며 범위, 사분위수 범위, 분산, 표준편차를 계산하여 파악할 수 있다.

- 범위(range): 최고값에서 최저값을 뺀 값
- 사분위수 범위(interquartile range, IQR): 수집된 자료를 크기순으로 배열하여 4등분한 값을 사분위수라 하고 25백분위수, 50분위수, 75분위수를 각각 제1사분위수(Q_1), 제2사분위수(Q_2), 제3사분위수(Q_3)로 표기한다. 제3사분위수(Q_3)에서 제1사분위수(Q_1)를 뺀 값을 사분위간 범위라고 한다.

그림 4-5 사분위수와 사분위간 범위

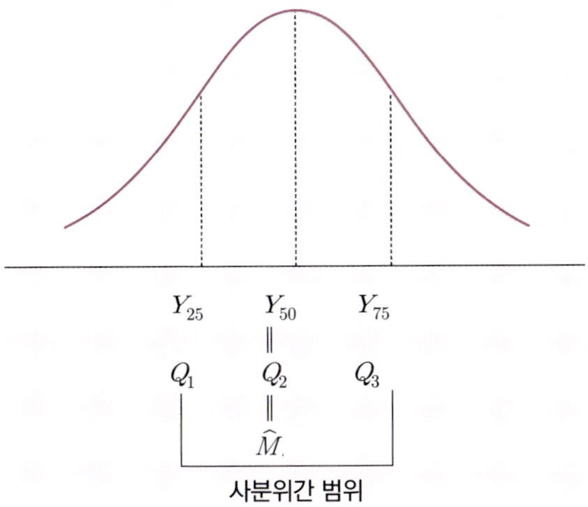

- 분산(variance): 각 자료값으로부터 평균을 뺀 편차를 제곱한 수, 그 수를 모두 더해 총 자료개수(사례 수)로 나눈 값
- 표준편차(standard deviation): 분산에 제곱근을 취한 값

▪분산에 따른 분포의 형태

- ▸ 첨도(kurtosis): 분포의 모양이 중앙값 주위에서 얼마나 모여 있는가를 나타낸다. 즉 분포의 뾰족한 정도로서 첨도지수는 0을 중심으로 양의 값을 가지면 정규분포보다 더 뾰족한 모양이 된다.

1 범주형 변수의 빈도분석

질적변수인 범주형 변수는 빈도분석을 통해서 각 변수에 대한 응답자료의 특성을 파악할 수 있다.

1 범주형 변수의 빈도분석 절차

※ 분석실습예제: 자료의 성별 빈도와 퍼센트를 구하고 이에 적합한 그래프를 그리기

[1] 빈도분석 대화상자 열기

분석(A) ⇨ 기술통계량(E) ⇨ 빈도분석(F)...

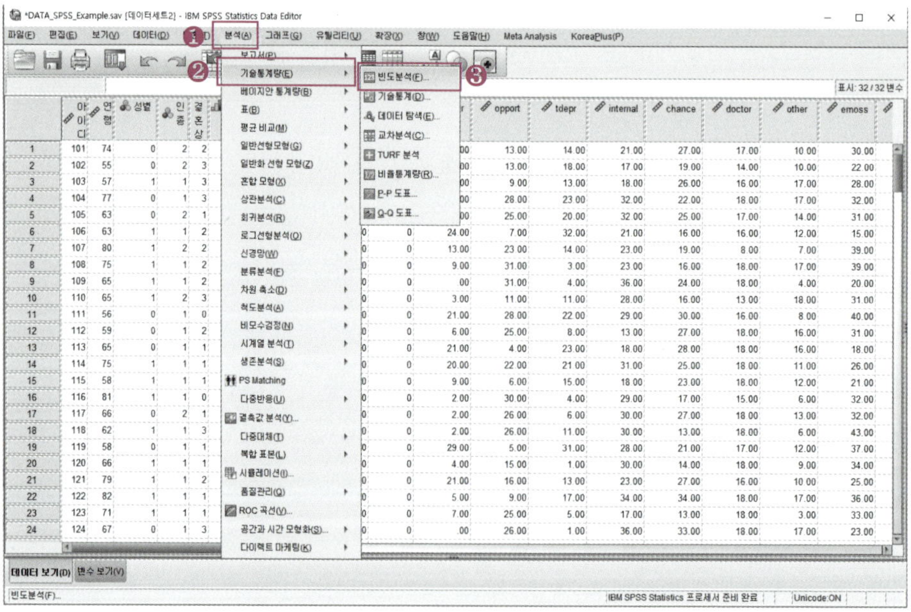

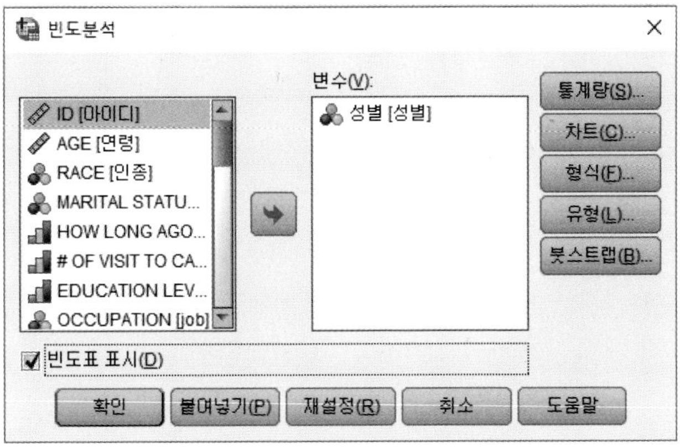

왼쪽 상자에 나열된 변수 중에서 빈도분석을 수행하고자 하는 질적변수 혹은 범주형 변수, 본 예제에서는 성별을 선택한다.

빈도표가 출력되도록 빈도표 표시(D) 옵션이 기본설정값으로 설정되어 있다.

[2] 차트 대화상자 열기

빈도분석 대화상자에서 [차트(C)] 를 클릭하면 다음과 같은 차트 대화상자가 열린다.

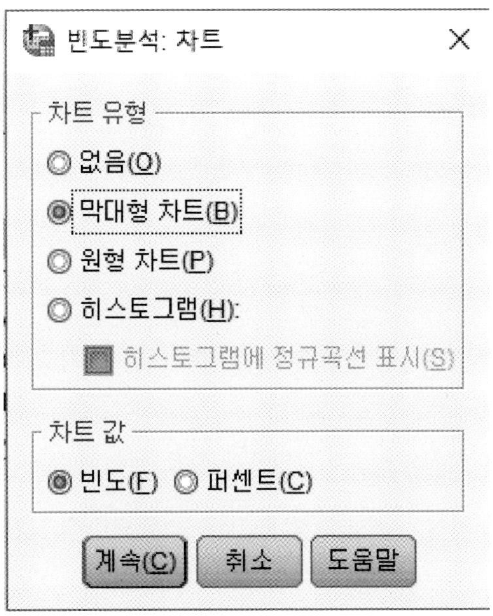

차트 유형에서는 막대형 차트(B), 원형차트(P), 히스토그램(H)을 선택할 수 있다(기본 설정값: 없음(O)). 범주형 변수인 경우에는 막대형 차트나 원형 차트를 선택하고 차트 값에서 빈도(F)나 퍼센트(C)를 선택한다.

[3] 형식 대화상자 열기

빈도분석 대화상자에서 형식(F) 을 선택하면 다음과 같은 형식 대화상자가 열린다. 분석결과를 출력할 때 빈도표의 수직축 형식을 지정할 수 있다.

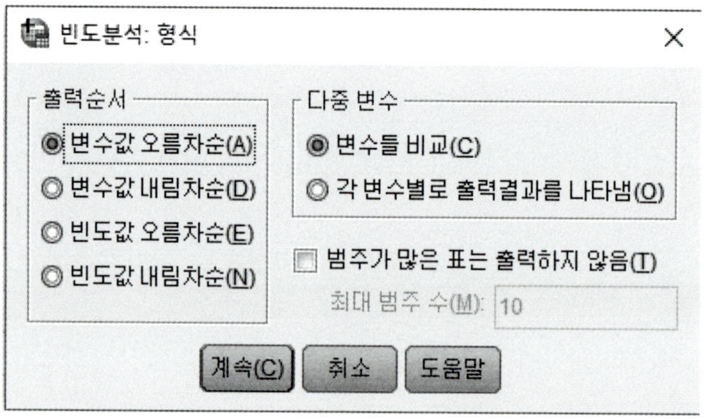

- 출력순서: 빈도표에서 변수값이 제시되는 순서를 지정
  - 변수값 오름차순(A): 변수값이 작은 것부터 큰 순서로 정리(기본설정값)
  - 변수값 내림차순(D): 변수값이 큰 것부터 작은 순서로 정리
  - 빈도값 오름차순(E): 빈도수가 작은 것부터 큰 순서로 정리
  - 빈도값 내림차순(N): 빈도수가 큰 것부터 작은 순서로 정리

범주가 많은 표는 출력하지 않음(T) 옵션을 선택하고 그 아래의 최대 범주 수(M)를 지정하면, 그 이상의 범주를 가진 변수는 출력하지 않는다.

원하는 형식을 선택하고 계속(C) 을 클릭한 다음 빈도분석 대화상자에서 확인 을 클릭하면 SPSS 출력결과 뷰어에 빈도표가 출력된다.

2 범주형 변수의 빈도분석 결과

분석결과 1. 성별의 빈도표

성별

		빈도	퍼센트	유효 퍼센트	누적 퍼센트
유효	남자	99	49.5	49.5	49.5
	여자	101	50.5	50.5	100.0
	전체	200	100.0	100.0	

총 200명의 자료로서 결측값이 없으므로 퍼센트와 유효 퍼센트가 동일하나 결측값이 있을 경우에는 결측값을 고려하고 싶지 않을 때는 유효 퍼센트를 사용한다.

분석결과 2. 성별의 막대형 차트

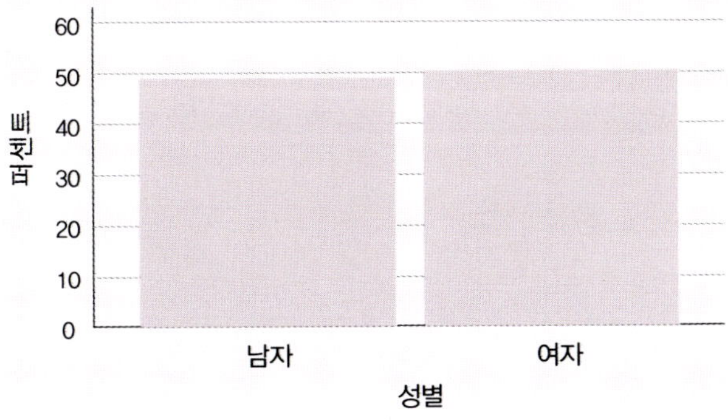

3 범주형 변수의 빈도분석 결과보고

성별의 빈도표는 <표 4-1>과 같다.

표 4-1 성별의 빈도표

	빈도	퍼센트
남자	99	49.5
여자	101	50.5
합계	200	100.0

전체 연구대상은 총 200명으로 이 중 남자는 99명으로 49.5%이며, 여자는 101명으로 50.5%이다.

2 연속형 변수의 빈도분석

양적변수의 경우 빈도분석보다는 중심경향값이나 분산도를 분석하여 자료의 특성을 파악하는 것이 일반적이다.

1 연속형 변수의 빈도분석 절차

※ 분석실습예제: 우울 점수의 백분위수, 중심경향값, 산포도를 구하고 적절한 그래프 그리기

[1] 빈도분석 대화상자 열기

분석(A) ⇨ 기술통계량(E) ⇨ 빈도분석(F)...

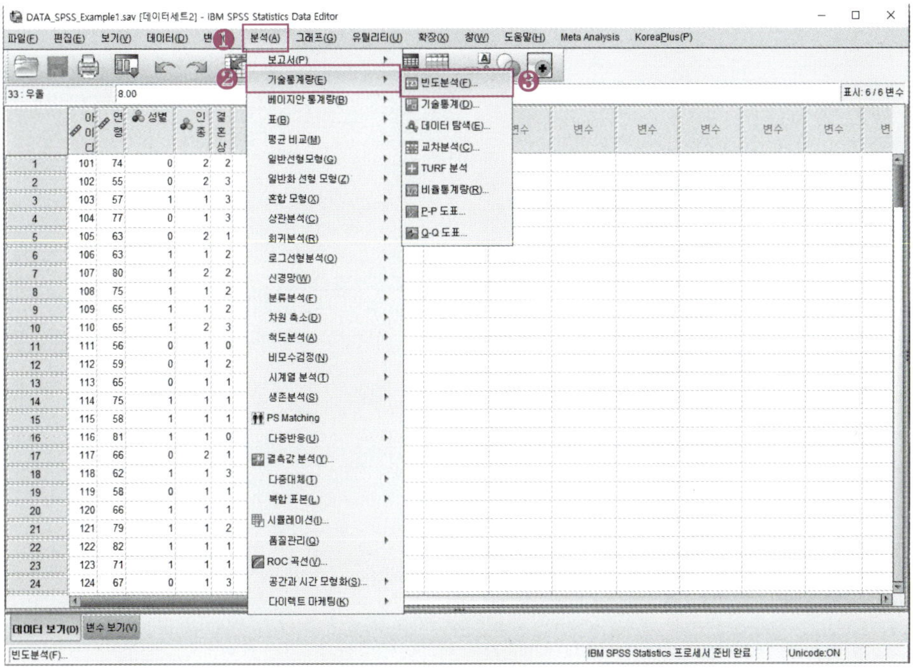

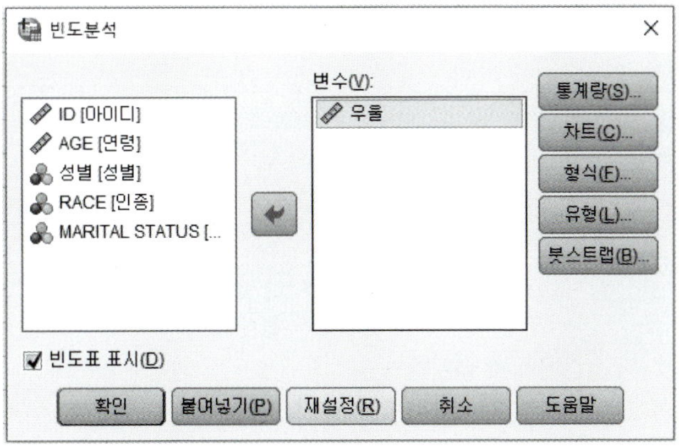

왼쪽 상자에 나열된 변수 중에서 빈도분석을 수행하고자 하는 양적변수를 선택한다. 본 예제에서는 우울을 선택한다.

빈도표가 출력되도록 빈도표 표시(D) 옵션이 기본설정값으로 설정되어 있다.

[2] 통계량 대화상자 열기

분석빈도 대화상자에서 **통계량(S)...** 을 클릭하면 다음과 같은 통계량 대화상자가 열리며, 각각의 통계량 중에서 하나 이상을 선택할 수 있다.

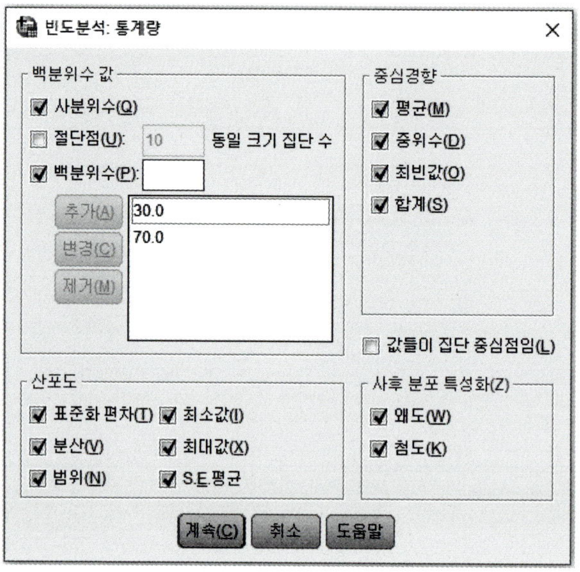

- 백분위수 값(percentile values)
  - 사분위수(Q, quartiles): 자료를 서열화하였을 때, 25, 50, 75%에 해당하는 값
  - 절단점(U, cut points): N개의 집단으로 동일하게 나누었을 때, 각 집단의 경계에 해당하는 값. 기본설정값은 10이지만 다양한 집단 수를 지정할 수 있다.
  - 백분위수(P, percentiles): 1~100까지 지정하는 백분위수. 원하는 백분위수를 입력하고 **추가(A)** 를 클릭한다.

- 중심경향(measure of central tendency)
  - 평균(M, mean): 전체 케이스의 값을 모두 더한 후 총 케이스 수로 나눈 값
  - 중위수(D, median): 최소값에서 최대값까지 크기 순으로 배열하였을 때 중앙에 위치한 값

- 최빈값(O, mode): 분포에서 가장 많은 도수를 갖는 변수값

■ 산포도(variation)

- 표준편차(T, standard deviation): 평균과 각 변수값의 차이인 편차들의 평균
- 분산(V, variance): 편차를 제곱하여 모두 더한 후 총 케이스로 나눈 값. 표준편차의 제곱
- 범위(A, range): 최소값과 최대값의 차이
- 최소값(I, minimum): 해당 변수의 가장 작은 값
- 최대값(X, maximum): 해당 변수의 가장 큰 값
- S.E. 평균(standard error): 표본의 크기가 많으면 표본이 모집단을 대표하기 위한 오차가 작으며, 표본의 크기가 작으면 표준오차가 커진다. 표준오차는 평균을 표본크기의 제곱근으로 나누어 계산한다.

■ 분포(distribution)

- 왜도(W, skewness): 분포의 좌우대칭 정도를 나타낸다. 즉, 분포가 기울어진 방향과 정도를 나타낸다. 0을 중심으로 양의 값을 가지면 정적 편포이고 음의 값을 가지면 부적 편포가 된다.
- 첨도(K, kurtosis): 분포의 모양이 중앙값 주위에서 얼마나 모여 있는가를 나타낸다. 0을 중심으로 양의 값을 가지면 정규분포보다 더 뾰족한 모양이 된다.

[3] 차트 대화상자 열기

빈도분석 대화상자에서 차트(C) 를 클릭하면 다음과 같은 차트 대화상자가 열린다. 연속변수인 경우에는 히스토그램을 선택한다.

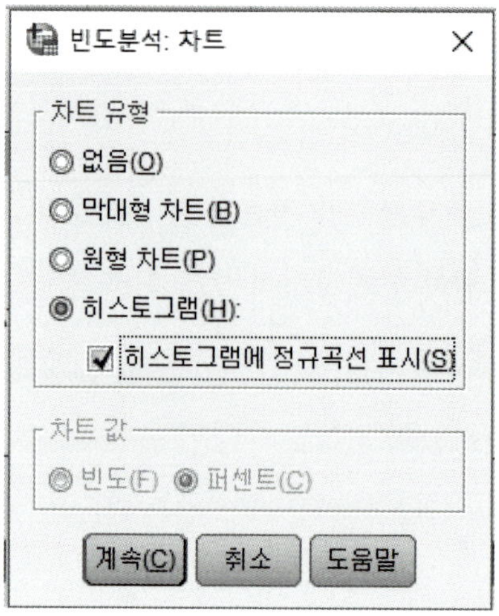

- 히스토그램에 정규곡선 표시(S): 히스토그램 위에 정규곡선을 표시한다.

[4] 형식 대화상자 열기

빈도분석 대화상자에서 형식(E) 을 선택하면 다음과 같은 형식 대화상자가 열린다. 분석결과를 출력할 때 빈도표의 수직축 형식을 지정할 수 있다.

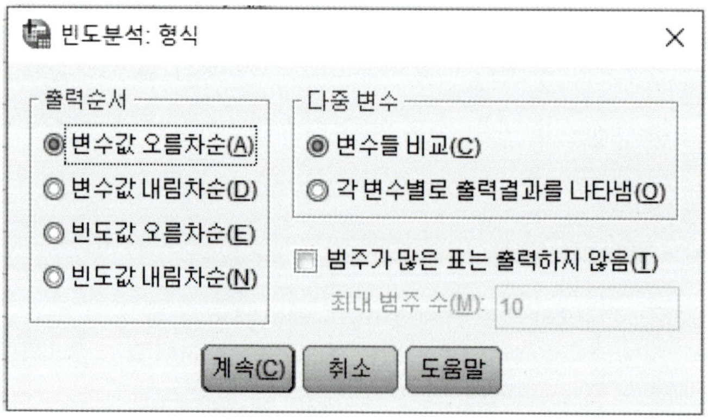

원하는 형식을 선택하고 계속(C) 을 클릭한 다음 빈도분석 대화상자에서 확인 을 클릭하면 SPSS 출력결과 뷰어에 빈도표가 출력된다.

2 연속형 변수의 빈도분석 결과

분석결과 1. 우울의 빈도표

우울

		빈도	퍼센트	유효 퍼센트	누적 퍼센트
유효	.00	3	1.5	1.5	1.5
	1.00	14	7.0	7.0	8.5
	2.00	5	2.5	2.5	11.0
	3.00	10	5.0	5.0	16.0
	4.00	10	5.0	5.0	21.0
	5.00	5	2.5	2.5	23.5
	6.00	3	1.5	1.5	25.0
	7.00	7	3.5	3.5	28.5
	8.00	6	3.0	3.0	31.5
	9.00	6	3.0	3.0	34.5
	10.00	4	2.0	2.0	36.5
	11.00	12	6.0	6.0	42.5
	12.00	14	7.0	7.0	49.5
	13.00	15	7.5	7.5	57.0
	14.00	9	4.5	4.5	61.5
	15.00	7	3.5	3.5	65.0
	16.00	4	2.0	2.0	67.0
	17.00	5	2.5	2.5	69.5
	18.00	7	3.5	3.5	73.0
	19.00	2	1.0	1.0	74.0
	20.00	10	5.0	5.0	79.0
	21.00	12	6.0	6.0	85.0
	22.00	3	1.5	1.5	86.5
	23.00	6	3.0	3.0	89.5
	24.00	3	1.5	1.5	91.0
	26.00	2	1.0	1.0	92.0
	28.00	4	2.0	2.0	94.0
	30.00	2	1.0	1.0	95.0
	31.00	3	1.5	1.5	96.5
	32.00	7	3.5	3.5	100.0
	전체	200	100.0	100.0	

분석결과 2. 우울의 통계량

통계량

우울

N	유효	200
	결측	0
평균		13.1800
표준화 평균 오차		.59676
중위수		13.0000
최빈값		13.00
표준화 편차		8.43941
분산		71.224
왜도		.405
표준화 왜도 오차		.172
첨도		-.514
표준화 첨도 오차		.342
범위		32.00
최소값		.00
최대값		32.00
합계		2636.00
백분위수	25	6.2500
	30	8.0000
	50	13.0000
	70	18.0000
	75	20.0000

분석결과 3. 우울의 히스토그램

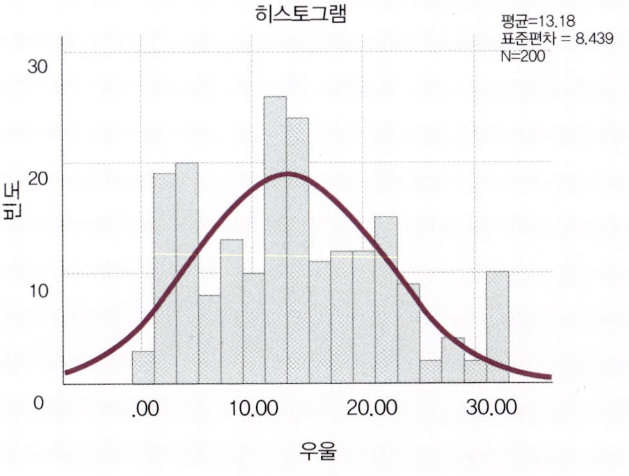

2 기술통계분석

기술통계(descriptive statistics)는 수집된 자료를 요약하고 설명하는 통계로서 중심경향값으로 평균, 중앙값, 최빈값을, 흩어진 정도를 설명하는 표준편차, 분산, 범위 등 통계값을 산출하고, 표준화하기 위하여 사용된다.

기술통계분석 결과는 빈도분석의 통계량과 거의 유사하지만, 빈도분석은 주로 질적변수의 분석에 사용되는 데 비해서 기술통계분석은 양적변수를 분석하는 데 사용된다는 점에서 차이가 있다.

1 기술통계분석 절차

※ 분석실습예제: 불안 점수의 기술통계량 구하기

1 기술통계 대화상자 열기

분석(A) ⇨ 기술통계량(E) ⇨ 기술통계(D) ...

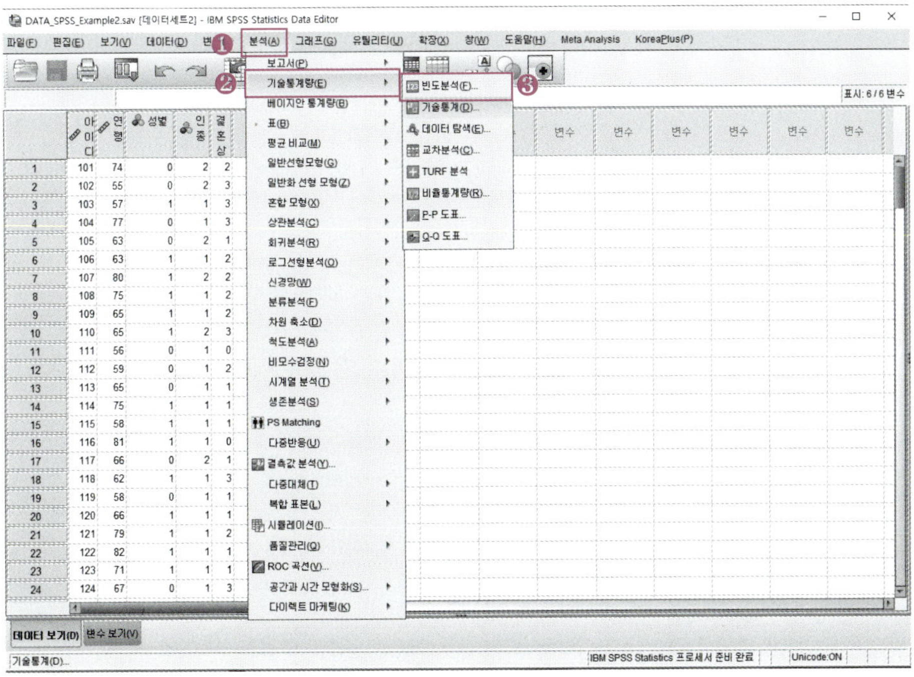

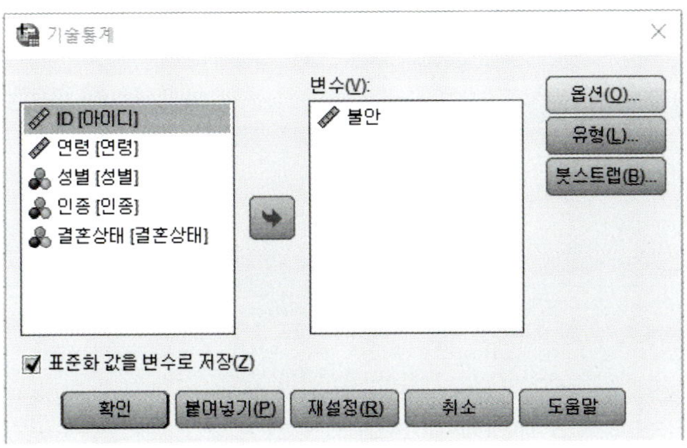

왼쪽의 변수 목록에 나열된 변수 중 기술통계분석을 수행하고자 하는 변수를 선택한다. 본 예제에서는 불안 변수를 선택하여 오른쪽 변수 상자로 이동한다.

• 표준화 값을 변수로 저장(Z): 선택한 변수에 대해 Z점수를 계산하여 표준화된 새 변수로 생성하고 저장한다(원래의 변수 이름 앞에 Z가 붙은 새 변수가 생성됨).

※ 참고: Z점수는 원점수(raw score)의 상대적 위치를 알려 주는 표준점수의 일종으로 원점수를 평균은 0, 표준편차는 1로 변환한다.

2 옵션 대화상자 열기

기술통계 대화상자에서 옵션(O) 을 클릭하면 다음과 같은 옵션 대화상자가 열린다. 변수가 표시되는 순서를 지정하거나 기술통계량을 선택할 수 있다.

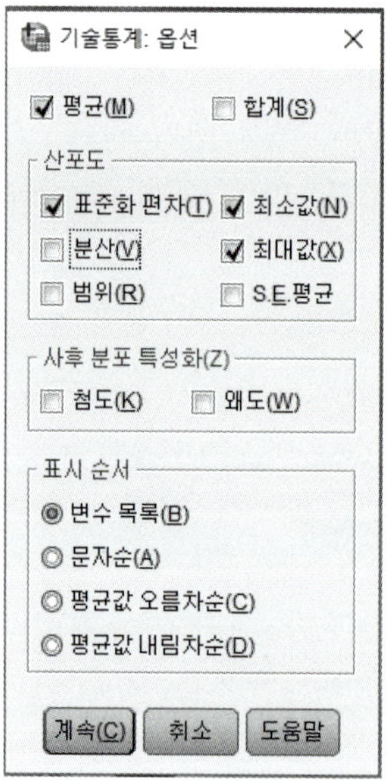

각각의 통계량에 대한 설명은 앞서 설명한 빈도분석의 통계량 대화상자에 대한 설명을 참조하기 바란다.

원하는 옵션을 선택하고 계속(C) 을 클릭한 다음 기술통계 대화상자에서 확인 을 클릭하면 SPSS 출력결과 뷰어에 결과표가 출력된다.

2 기술통계분석결과

분석결과 1. 불안 점수의 기술통계량

기술통계량

	N	최소값	최대값	평균	표준편차
불안	200	20.00	74.00	34.0100	11.52144
유효 N(목록별)	200				

분석결과 2. 불안 점수의 Z점수

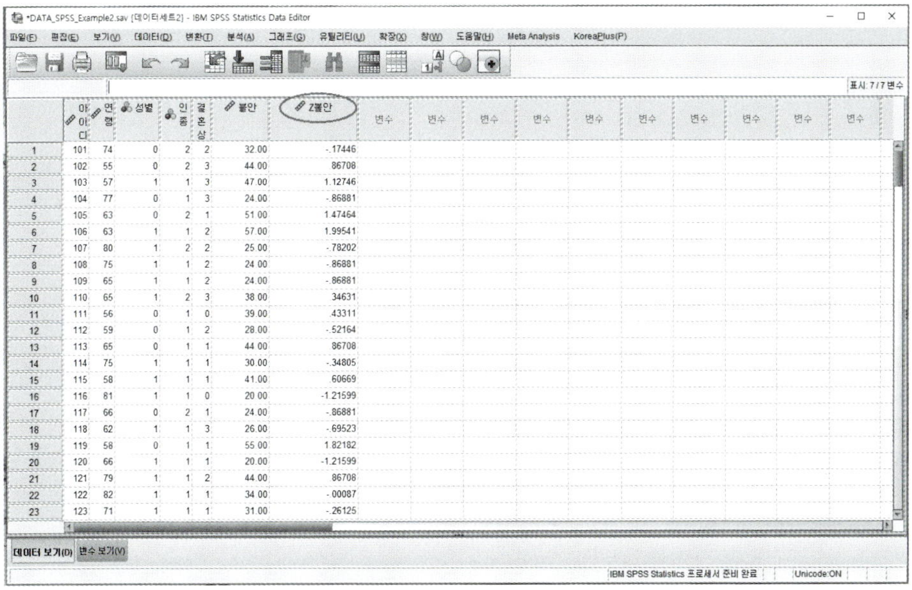

	아이디	연령	성별	인종	결혼상	불안	Z불안
1	101	74	0	2	2	32.00	-.17446
2	102	55	0	2	3	44.00	86708
3	103	57	1	1	3	47.00	1.12746
4	104	77	0	1	3	24.00	-.86881
5	105	63	0	2	1	51.00	1.47464
6	106	63	1	1	2	57.00	1.99541
7	107	80	1	2	2	25.00	-.78202
8	108	75	1	1	2	24.00	-.86881
9	109	65	1	1	2	24.00	-.86881
10	110	65	1	2	3	38.00	34631
11	111	56	0	1	0	39.00	.43311
12	112	59	0	1	2	28.00	-.52164
13	113	65	0	1	1	44.00	86708
14	114	75	1	1	1	30.00	-.34805
15	115	58	1	1	1	41.00	.60669
16	116	81	1	1	0	20.00	-1.21599
17	117	66	0	2	1	24.00	-.86881
18	118	62	1	1	3	26.00	-.69523
19	119	58	0	1	1	55.00	1.82182
20	120	66	1	1	1	20.00	-1.21599
21	121	79	1	1	2	44.00	86708
22	122	82	1	1	1	34.00	-.00087
23	123	71	1	1	1	31.00	-.26125

위와 같이 SPSS 데이터 창에 불안점수의 Z점수가 계산되어 'Z불안'이라는 새로운 변수가 생성된다.

CHAPTER 5

추리통계의 기본 개념

1 분포와 중심극한정리

1 모집단분포, 표본분포, 표집분포

1 모집단분포

모집단분포(population distribution)는 연구대상이 되는 전체의 속성을 나타내는 분포를 말한다. 일반적으로 모집단의 속성은 평균이 μ이고 표준편차가 σ 인 정규분포를 나타낸다.

그림 5-1 모집단의 속성과 모집단분포

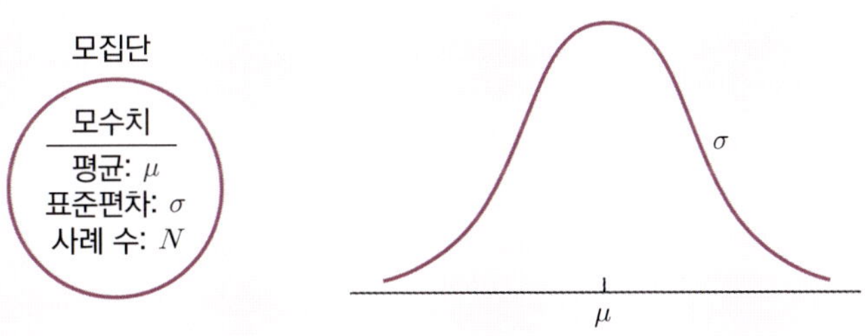

2 표본분포

표본분포(sample distribution)란 모집단의 속성을 알기 위하여 모집단을 대표할 수 있게 추출된 대상군의 분포를 말한다. 표본의 속성은 평균 $\overline{Y}$, 표준편차 s, 표본 n으로 표기하며 통계치 또는 추정치라고 한다.

그림 5-2 표본의 속성과 표본분포

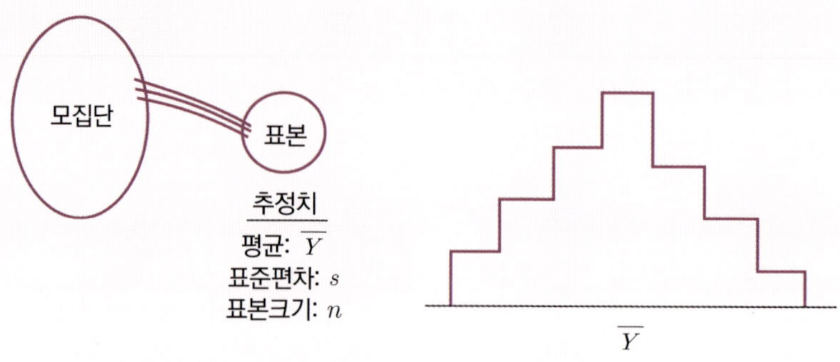

3 표집분포

표집분포(sampling distribution)란 추리통계의 의사결정을 위한 가상적, 이론적 분포로 이론적으로 표본의 크기가 n인 표본을 무한히 반복추출한 후, 무한 개의 표본들의 평균을 가지고 그린 분포를 말하며 추정치의 분포라고도 한다.

그림 5-3 표집분포 형성과정과 표집분포

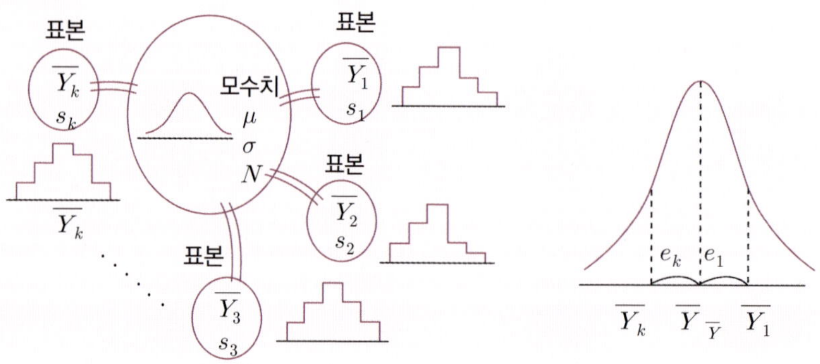

2 중심극한정리

중심극한정리(central limit theorem)란 표집분포의 평균은 모집단의 평균이고 표집분포의 표준편차는 모집단의 표준편차를 표본 크기의 제곱근으로 나눈 것과 같으며, 표본의 크기가 충분히 클 때($n > 30$) 모집단의 분포와 상관없이 정규분포가 됨을 말한다(성태제, 2011).

표집분포의 평균과 표준오차를 추정하기 위해서는 k개의 표본을 무한히 표집하여 평균과 표준편차를 계산해야 하므로 실제적으로 불가능하다. 즉 표집분포 자체가 이론적인 분포 혹은 가상적 분포이므로 논리적, 수리적 절차에 의하여 추정될 수밖에 없다. 표집분포의 평균은 모집단에서 k개의 표본을 무한히 추출한 평균들의 평균이므로 이는 모집단의 평균과 같아질 수 있다. 그리고 표집분포의 표준편차, 즉 표준오차는 표본의 크기가 크면 표준오차가 작아지고, 표본의 크기가 작으면 표준오차가 커지게 된다. 이런 원리에 의하여 표집분포의 평균과 표준오차를 계산하여 주는 것이 중심극한정리다(성태제, 2014).

2 가설검정과 유의수준

1 가설

가설(hypothesis)은 연구를 유도하는 잠정적 진술이다.

2 영가설, 대립가설

영가설(null hypothesis, H_0)은 귀무가설이라고도 하며 일반적으로 연구에서 검정받는 사실을 말한다. 또한 연구자가 부정하고자 하는 사실 또는 보통 '효과(차이)가 없다'라는 잠정적 진술이다.

대립가설(alternative hypothesis, H_A, H_1)은 영가설이 부정되었을 때 진리로 남는 잠정적 진술을 말하며 일반적으로 연구자가 연구에서 주장하고자 하는 내용이 담긴 가설이기 때문에 연구가설(research hypothesis)이라고 한다.

※ **참고**: 가설 예시

암 재발 여부의 경우

H_0 : 암이 재발한다.

H_A: 암이 재발하지 않는다.

암 병기에 따른 우울의 차이의 경우

H_0: 암 병기에 따라 우울의 차이가 없다.

H_A: 암 병기에 따라 우울의 차이가 있다.

3 서술적 가설, 통계적 가설

서술적 가설은 연구자가 검정하고자 하는 영가설이나 대립가설 모두를 언어에 의하여 표현한 것을 말한다.

통계적 가설(statistical hypothesis)은 서술적 가설을 어떤 기호나 수에 의하여 표현한 가설을 말한다.

※ 참고: 통계적 가설 예시

$$H_0: \ \mu_1 = \mu_2$$
$$H_A: \ \mu_1 \neq \mu_2$$

4 등가설, 부등가설

등가설과 부등가설은 영가설과 대립가설에 부등호가 있으면 부등가설(directional hypothesis)이라 하고 부등호가 없으면 등가설(non-directional hypothesis)이라 한다.

예를 들어 화학요법과 방사선요법의 효과에 차이가 있는지를 파악하고자 하는 연구를 위한 영가설과 대립가설에는 부등호가 없으므로 이를 등가설이라 한다. 한 요법이 다른 요법보다 효과가 높은지 혹은 낮은지 여부를 판명하지 않고 서로 다른지 여부를 검증하므로 등가설에 의하여 가설이 검정되는데, 이와 같은 검정절차를 양방적 검정(two-tailed test)이라 한다.

만약 연구자가 화학요법이 방사선요법보다 효과가 있음을 주장하고자 연구를 한다면 영가설과 대립가설의 통계적 가설은 아래 부등가설 예시와 같다.

이 가설에서는 영가설과 대립가설에 부등호가 있음을 볼 수 있으며, 화학요법은 방사선요법보다 효과가 같거나 낮음을 말해 주는 영가설과 화학요법은 방사선요법보다 효과가 높음을 가정하는 대립가설로 되어 있다. 이러한 가설을 부등가설이라 한다.

※ 참고:

등가설 예시

H_0: 방사선요법과 화학요법의 효과에 차이가 없다.

H_A: 방사선요법과 화학요법의 효과에 차이가 있다.

H_0: $\mu_{방} = \mu_{화}$

H_A: $\mu_{방} \neq \mu_{화}$

부등가설 예시

H_0: 방사선요법보다 화학요법의 효과가 같거나 낮다.

H_A: 방사선요법보다 화학요법의 효과가 높다.

H_0: $\mu_{방} \geq \mu_{화}$

H_A: $\mu_{방} < \mu_{화}$

주의할 점은 부등가설에 의하여 영가설과 대립가설을 설정할 때 등호는 영가설에 항상 포함됨을 명심하여야 한다. 부등가설에 의한 가설검정을 일방적 검정(one-tailed test)이라 한다.

등가설 혹은 부등가설에 의한 양방적 검정 혹은 일방적 검정은 연구자의 이론적 혹은 경험적 배경에 의하여 결정되며, 이론적 배경이 강할 때 일방적 검정을 실시하게 되고 일방적 검정이 보다 강력한(powerful) 연구가 된다고 할 수 있다.

5 오류와 검정력

연구자가 범할 수 있는 판단의 착오, 즉 오판은 두 가지 종류가 있다고 하였다. 가설의 예시에서 각 연구에서 오판은 두 가지 종류가 있으며, 두 가지 오판의 심각성은 각기 다르다고 하였다. 암 재발 여부 연구에서 암이 재발되는데 재발되지 않는다는 오판과 암이 재발되지 않는데 재발된다는 판정을 내리는 오판이 있다고 하였다. 화학요법과 방사선 요법의 효과 연구에서도 두 요법에 의한 효과의 차이가 없는데 차이가 있다고 판단하는 오판과 두 요법의 효과의 차이가 있는데도 차이가 없다고 판정하는 오판이 있다고 하였다.

1 제1종 오류(type Ⅰ error)란?

영가설이 진인데 그 영가설을 기각하는, 즉 대립가설을 채택하는 판단의 오류로, 이를 허용하는 확률을 α로 표기하며, 유의수준(significant level)이라 한다.

2 제2종 오류(type Ⅱ error)란?

영가설이 진이 아닐 때, 즉 대립가설이 진일 때 영가설을 기각하지 않고 채택하는 오판을 말하며, 이를 허용하는 확률을 β로 표기한다.

3 검정력이란?

영가설이 진이 아닐 때 영가설을 기각하는 확률을 말하며, $1-\beta$로 표기한다. 즉, 대립가설이 진일 때 대립가설을 채택하는 확률이다.

제1종 오류와 제2종 오류, 그리고 검정력을 설명하면 [그림 5－4]와 같다.

그림 5-4 제1종 오류, 제2종 오류, 검정력

		영가설(Null hypothesis)	
		참(True)	거짓(False)
의사결정 (Decision)	채택 (Accept)	$1-\alpha$	제2종 오류 β
	기각 (Reject)	제1종 오류 α	검정력 $1-\beta$

제1종 오류, 제2종 오류, 그리고 검정력을 볼 때 연구자가 취하여야 할 기본적 자세는 오류는 줄이고 검정력은 높이는 것이다. 두 가지의 오류 중 특히 제1종 오류를 극소화하는 연구가 바람직한 연구라고 볼 수 있다.

6 유의수준

앞에서 설명한 바와 같이 연구자가 취할 태도는 제1종 오류의 수준을 결정하는 판단을 내리는 것이다. 심각한 오판을 내릴 확률, 즉 제1종 오류의 수준을 유의수준(significant level)이라 하고, α로 표기한다. 이는 심각한 오판을 허용하는 수준을 의미한다.

유의수준을 결정하는 것은 연구자의 이론적 배경, 경험적 배경에 의존함은 물론이나, 연구에서 오판의 심각성에 의하여 결정된다고 볼 수 있다.

예를 들어, 암재발 여부 연구에서의 제1종 오류는 매우 심각한 영향을 주므로 오판을 해서는 안 된다. 그러므로 심각한 오판을 저지를 확률인 유의수준은 0에 가까워야 한다.

일반적으로 간호과학 및 사회행동과학에서 유의수준은 .05 혹은 .01로 설정하고 있다. 물론 연구자가 이론적 배경이 강하면 유의수준을 낮출 수 있다. 유의수준의 설정은 의사결정의 기준이 되기 때문에 연구가 시작되기 전 연구자에 의하여 결정되어야 한다.

자료분석 결과에 따라 유의수준을 변경하거나 유의수준을 %로 나타내는 경우는 잘못된 것이다. 특히 컴퓨터가 찍어낸 결과 p값을 그대로 유의수준으로 옮겨 적는 것 또한 유의수준을 이해하지 못한 것이다. p값이란 그와 같은 통계값이 나올 확률을 의미하는 것이지 어떤 판단의 실수를 허용하는 기준이 되지 않는다.

많은 연구에서 유의수준에 대하여 잘못 해석하고 있다. 유의수준이란 H_0이 진일 때 H_0이 진이 아니라고 오판하는, 즉 실수할 확률을 말한다.

CHAPTER 6

두 그룹 간의 평균 비교: *t* 검정 & Mann-Whitney test

두 그룹 간의 크기를 비교할 때

간호대학생의 비판적 사고 능력에 대한 연구를 진행하고 있다. 비판적 사고 능력은 연속형 변수이며 0~20점의 점수 범위에 있다고 하면, 성별에 따른 비판적 사고 능력의 차이를 분석하고자 할 때 어떤 검정을 사용해야 할까?

➡ 이 경우 두 그룹 간에 연속형 변수의 평균의 차이를 검정하는 통계방법을 이용해야 한다.

➡ 이때 비교하고자 하는 변수가 독립적인지, 정규분포하는지, 등분산성을 충족하는지를 점검한 후 분석방법을 선택한다.

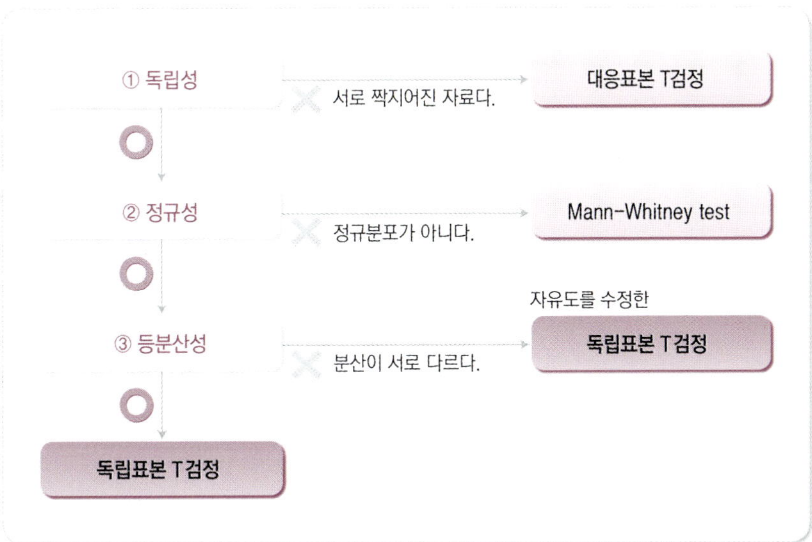

1 독립표본 t 검정

t 검정(t-test)은 모집단의 분산이나 표준편차를 알지 못할 때 모집단을 대표하는 표본으로부터 추정된 분산이나 표준편차를 가지고 검정하는 방법으로 실제 경험·사회과학연구에서 자주 쓰이는 통계적 방법이다. t 검정은 t분포에 의존하여 의사결정을 하며, 단일표본 t 검정, 두 종속표본 t 검정, 두 독립표본 t 검정, Welch-Aspin 검정이 있다. 이중 독립표본 t 검정은 Independent t-test 혹은 student's t-test라고도 한다.

독립표본 t 검정은 각기 다른 두 집단의 평균을 비교하기 위하여 사용된다. 예를 들어, A 중재법과 B 중재법에 의한 효과를 비교한다든지 혹은 어느 집단과 다른 집단의 대상자의 혈중콜레스테롤 수치, 건강관련 지식 등 연속형 변수의 평균 차이를 비교할 때 흔히 쓰인다.

1 독립표본 t 검정의 가정

t 검정을 위한 기본 가정은 다음과 같다.

① 종속변수가 양적변수(연속형)이어야 한다.

② 모집단 분포가 정규분포이어야 한다.

③ 등분산 가정이 충족되어야 한다.

이 기본 가정을 충족시킬 때 두 독립표본 t 검정을 사용할 수 있다. 만약 모집단의 분포가 정규분포라는 가정을 충족시키지 못하면 비모수 통계(non-parametric statistics)방법인 Mann-Whitney 검정을 사용하여야 한다. 또한 두 집단의 분산이 같지 않아 등분산 가정을 충족시키지 못할 경우에는 두 독립표본 t 검정 대신에 Welch-Aspin 검정을 사용하여야 한다.

1 정규성 확인

일반적으로 표본수가 30 이상인 경우 정규성 검정을 별도로 시행하지 않고 정규성을 가정할 수 있으나 표본수가 30 미만인 경우 Kolmogorov-Smirnov test나 Shapiro-Wilk test 등의 방법으로 정규성을 검정한다. 자료가 정규분포를 따르는 경우 독립표본 *t* 검정을 시행하며, 정규분포를 따르지 않는 경우 Mann-Whitney 검정을 사용한다. 정규성 검정에 대한 가설은 다음과 같다.

check

- ☑ 영가설(H_0) = 자료가 정규분포를 따른다.
- ☑ 대립가설(H_1) = 자료가 정규분포를 따르지 않는다.

따라서 검정결과 유의수준이 >.05인 경우 귀무가설을 채택하고 자료가 정규분포를 따르는 것으로 해석하며, 유의수준이 <.05인 경우 영가설을 기각하고 대립가설을 채택하게 되어 자료가 정규분포를 따르지 않는 것으로 해석한다.

2 등분산성 확인

SPSS 통계 프로그램에서는 독립표본 *t* 검정 시 등분산 검정결과인 Levene's test 결과를 기본으로 제공한다. 등분산성 확인을 위한 가설은 다음과 같다.

check

- ☑ 영가설(H_0) = 두 그룹의 분산이 같다.
- ☑ 대립가설(H_1) = 두 그룹의 분산이 같지 않다.

따라서 유의수준이 .05보다 작으면 영가설을 기각하고 대립가설이 채택되어 등분산성 가정이 충족되지 않는 것이다. 따라서 이때는 자유도를 수정한 통계값을 읽어야 한다.

두 독립표본 t 검정과 검정하고자 하는 것은 동일하고, 다만 등분산 가정이 위배되는 경우 Welch-Aspin 검정을 이용하며, 실행하는 방법은 두 독립표본 t 검정과 동일하고 결과를 읽는 부분에만 차이가 있다.

즉, 아래의 결과표에서 보면 Levene의 등분산 검정에서 유의확률이 .048이므로 등분산성에 대한 귀무가설('두 그룹의 분산이 같다')을 기각하게 된다. 따라서 '등분산이 가정되지 않음'과 관련된 분석결과를 읽는다. t 검정 결과 t값은 4.563, 자유도는 5.321, 유의확률은 .005이므로 유의수준 .01에서 두 그룹의 비판적 사고 성향에 차이가 있다고 할 수 있다.

독립표본 검정

		Levene의 등분산 검정		평균의 동일성에 대한 T 검정						
									차이의 95% 신뢰구간	
		F	유의확률	t	자유도	유의확률 (양측)	평균차이	차이의 표준오차	하한	상한
비판적사고능력	등분산을 가정함	5.727	.048	4.151	7	.004	4.800	1.156	2.066	7.534
	등분산을 가정하지 않음			4.563	5.321	.005	4.800	1.052	2.144	7.456

2 독립표본 t 검정의 가설

가설에 대한 이해를 위해 예를 들어 설명하면, 연구자가 시뮬레이션 수업과 전통적 강의식 수업방식이 차이가 있는지를 유의수준 .05에서 비교하고자 한다. 19명의 학생에게는 시뮬레이션 수업을 적용하고, 다른 모집단에서 추출된 18명의 학생에게는 전통적 강의식 수업방식을 적용한 후 비판적 사고능력 정도를 측정하였다.

이 연구를 위한 서술적 가설로 영가설과 대립가설은,

H_0 : 시뮬레이션 수업과 전통적 강의식 수업에 따른 비판적 사고능력의 차이가 없다.

H_A : 시뮬레이션 수업과 전통적 강의식 수업에 따른 비판적 사고능력의 차이가 있다.

이며, 통계적 가설로 영가설과 대립가설은,

$H_0 : \mu_1 = \mu_2$

$H_A : \mu_1 \neq \mu_2$

3 독립표본 t 검정 실습

SPSS 실행

두 독립표본 t 검정을 하려면 자료가 다음 그림과 같은 형태로 입력되어 있어야 한다. 메뉴에서 **분석** ⇨ **평균 비교** ⇨ **독립표본 T 검정** 을 눌러 독립표본 T 검정 대화상자를 연다.

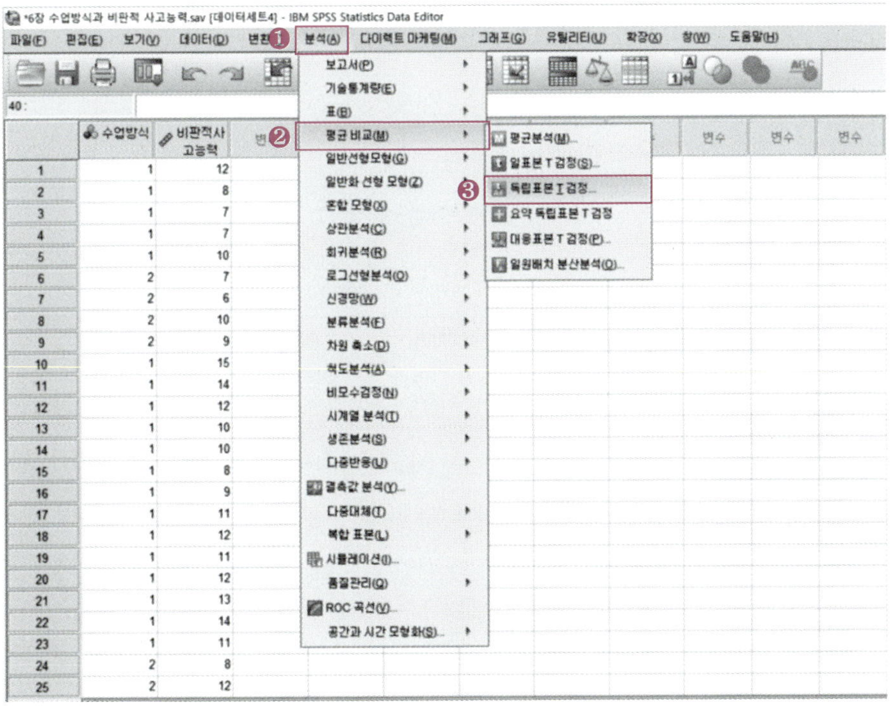

독립표본 T 검정 대화상자에서 검정변수와 집단변수를 지정한다. 집단변수 이름 옆에 '(??)'가 나타나는데 [집단정의(D)...]를 눌러 집단 1의 코드와 집단 2의 코드를 입력하고 [계속(C)]을 눌러 독립표본 t 검정 대화상자로 돌아와 [확인]을 누르면 된다.

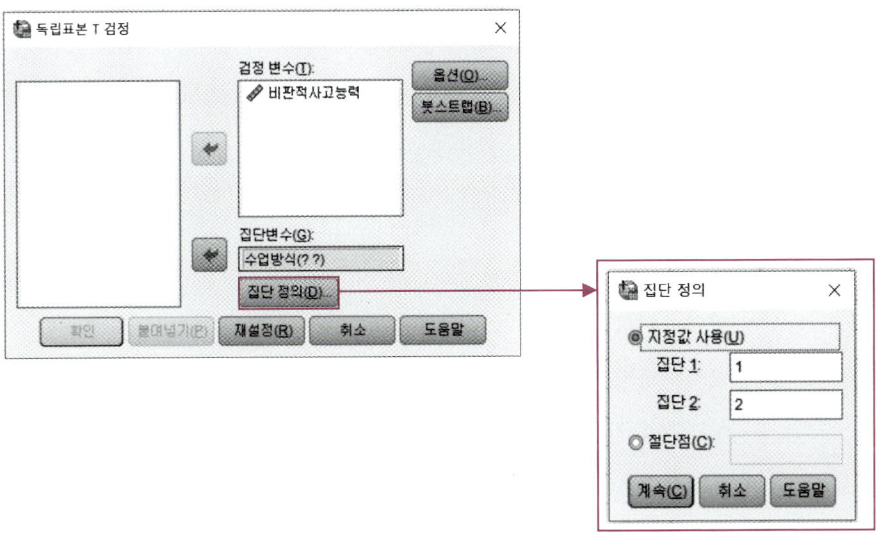

분석결과

위의 절차에 의해 분석된 결과는 아래의 표로 제시된다.

집단통계량

	수업방식	N	평균	표준편차	평균의 표준오차
비판적사고능력	시뮬레이션	19	10.84	2.340	.537
	강의식	18	8.83	1.654	.390

독립표본 검정

		Levene의 등분산 검정		평균의 동일성에 대한 T 검정						
		F	유의확률	t	자유도	유의확률 (양측)	평균차이	차이의 표준오차	차이의 95% 신뢰구간 하한	상한
비판적사고능력	등분산을 가정함	2.171	.150	3.000	35	.005	2.009	.670	.650	3.368
	등분산을 가정하지 않음			3.028	32.440	.005	2.009	.663	.658	3.359

위의 표에서 알 수 있는 정보는 각 그룹의 비판적 사고능력 점수의 평균과 표준편차이다. 시뮬레이션 수업을 들은 그룹의 비판적 사고능력 평균점수는 10.84, 표준편차는 2.34이고, 강의식 수업을 들은 그룹의 비판적 사고능력 점수의 평균은 8.83, 표준편차는 1.65이다.

아래의 표에서는 t 통계값과 유의수준을 확인할 수 있다. 먼저 등분산 가정을 충족하는지를 Levene의 등분산 검정방법으로 검정한 결과 F값이 2.171이며 유의확률이 .150으로 유의확률이 .05보다 크므로 두 집단의 분산이 같다는 영가설을 기각하지 않으므로 t 검정을 위한 등분산 가정을 충족한다. 그러므로 분석결과에서 '등분산을 가정함' 부분을 읽어야 한다.

t 검정 결과 t통계값은 3.000, 유의확률은 .005이므로 유의수준 .05에서 시뮬레이션 수업을 수강한 그룹의 비판적 사고능력 점수와 강의식 수업을 수강한 그룹의 비판적 사고능력 점수가 같지 않다고 결론 내린다.

4 독립표본 *t* 검정 분석결과 보고

수업 방식에 따른 간호대학생의 비판적 사고능력의 차이를 알아보기 위하여 두 독립표본 *t* 검정을 실시한 결과는 <표 6-1>과 같이 제시하며, 이에 대한 기술은 다음과 같다.

표 6-1 수업방식에 따른 간호대학생의 비판적 사고능력의 차이에 대한 두 독립표본 *t* 검정결과

	시뮬레이션 수업(n=19)	전통적 강의식 수업(n=18)	t/p
	평균±표준편차	평균±표준편차	
비판적 사고능력	10.84±2.34	8.83±1.65	3.000/.005

시뮬레이션 수업을 수강한 간호대학생의 비판적 사고능력 평균점수는 10.84, 표준편차는 2.34이며, 전통적 강의식 수업을 수강한 간호대학생의 비판적 사고능력 평균점수는 8.83, 표준편차는 1.65이다. 수업 방식에 의한 비판적 사고능력 정도의 차이가 있는지에 대한 *t* 통계값은 3.000, 유의확률은 .005로 유의수준 .05에서 수업방식에 따라 비판적 사고능력 정도에 유의한 차이가 있는 것으로 분석되었다.

※ 참고: *t* 통계값이 3.000이고 유의확률이 .005라는 것에 대하여 자세히 살펴보자. 수업방식에 따라 비판적 사고능력 정도를 비교검정을 위한 두 집단의 비판적 사고능력 정도에 차이가 없다는 영가설이 참일 때 시뮬레이션 수업 후 비판적 사고능력과 강의식 수업 후 비판적 사고능력의 차이가 2.01 이상 또는 -2.01 이하의 점수 차이가 나타나 대립가설을 채택하는 오류를 범할 확률이 0.005이하라는 의미이다. 이런 경우는 영가설하에서 드물게 나타나므로 영가설을 기각하게 되고, 오판을 하게 되는 확률은 .005라 할 수 있다.

2 Mann-Whitney 검정

정규성 가정을 충족하지 않는 경우 두 그룹의 평균의 차이를 비교할 수 없다. 이 경우 모집단의 분포를 가정하지 않는 비모수적 방법을 사용해야 한다. 두 그룹 간의 크기를 비교하는 비모수적 방법은 Mann-Whitney 검정과 Wilcoxon rank sum test가 있다. 이 두 가지 방법은 모두 순위의 합을 기본으로 차이를 검정하는 방법이다.

순위합 검정이란 두 군의 자료를 크기 순으로 정렬하여 순위를 부여한 뒤 그 순위의 합을 군별로 구하여 순위합이 통계적으로 차이가 있는지를 검정하는 방법이다. 순위 척도는 연속형 변수가 아니므로 평균과 표준편차는 의미가 없어지며, 크기의 차이를 해석할 수 없다. 따라서 평균과 표준편차를 결과로 제시할 필요도 없게 되며, 평균과 표준편차 대신 중앙값(median)과 IQR (interquartile range)을 결과로 제시한다.

1 독립표본 비모수 검정 실습

SPSS 실행

정규성 가정을 충족하지 않는 경우 비모수적인 방법으로 Mann-Whitney 검정과 Wilcoxon rank sum test 검정을 하려면 메뉴에서 **분석** ⇨ **비모수검정** ⇨ **레거시상자** ⇨ **2-독립표본**을 눌러 대화상자를 연다.

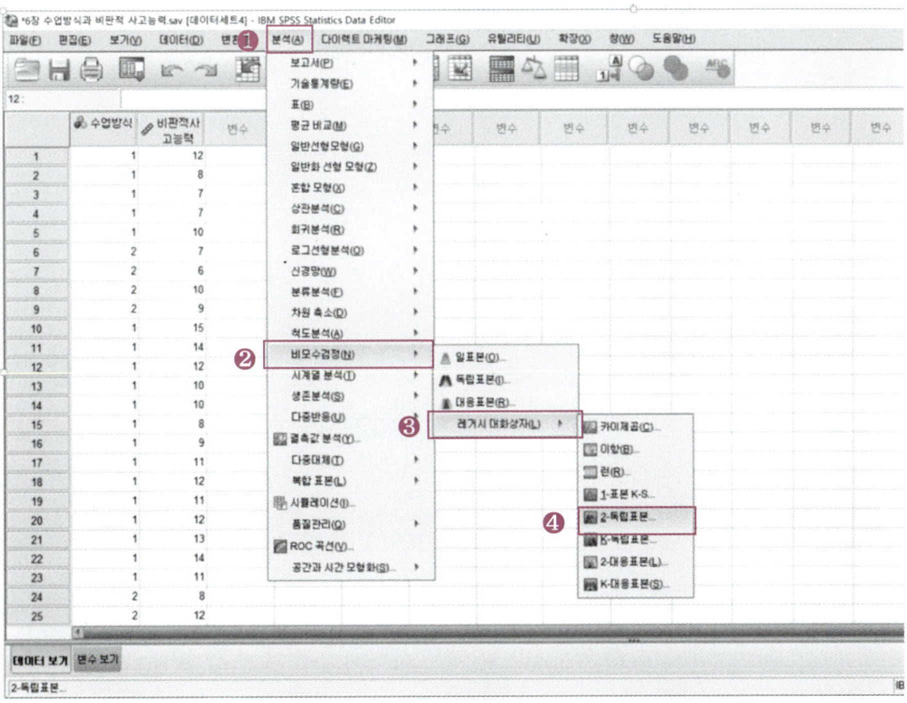

그리고 새로 생성된 독립표본 비모수검정 대화상자에서 검정변수와 집단변수를 지정하고 검정유형에 Mann-Whitney의 U를 선택한다.

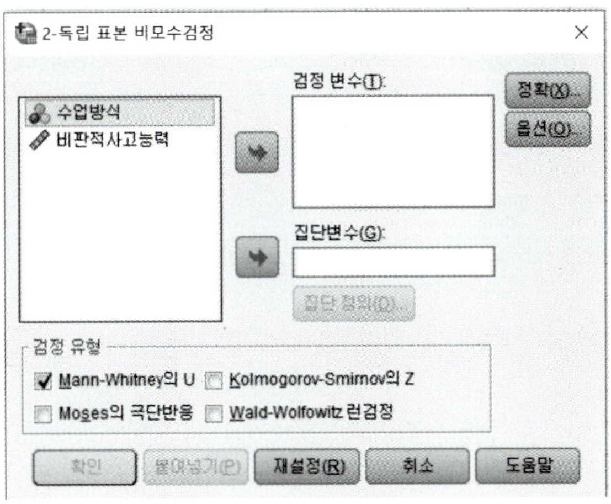

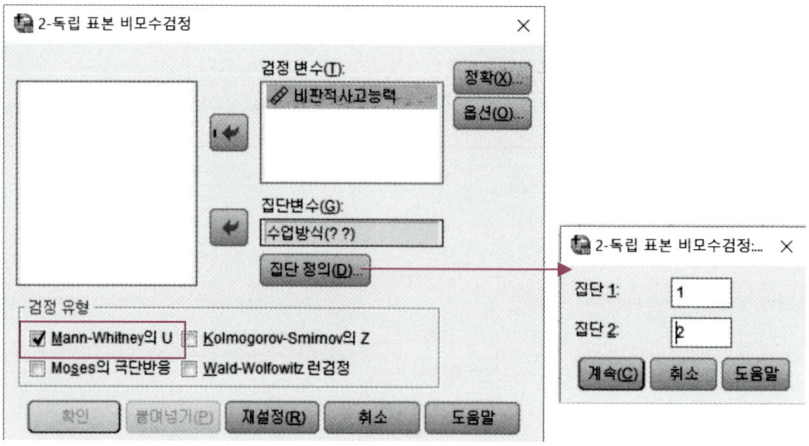

집단변수 이름 옆에 '(??)'가 나타나는데 **집단 정의(D)...** 를 눌러 집단 1의 코드와 집단 2의 코드를 입력하고 **계속(C)** 을 눌러 독립표본 *t* 검정 대화상자로 돌아와서 **옵션(O)** '을 눌러 기술통계와 사분위수에 클릭한 후 **확인** 을 누르면 된다.

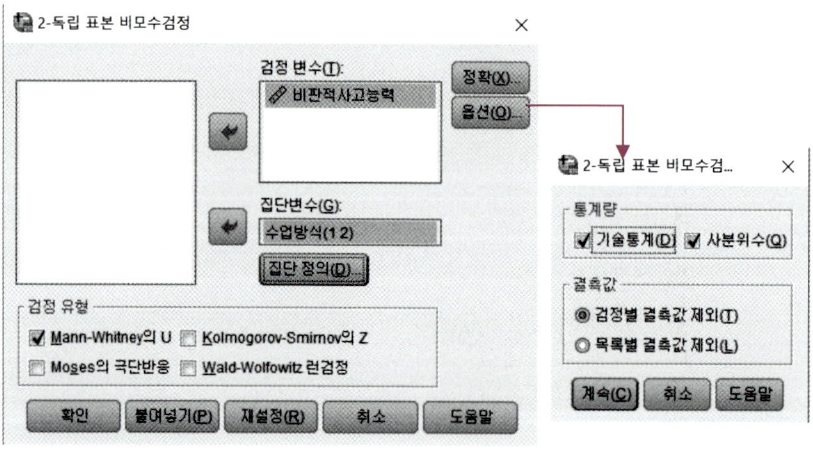

옵션(O) 표시를 누르면 오른쪽과 같은 대화창이 생성된다. 기술통계와 사분위수를 클릭한 후 **계속(C)** 표시를 누르고 **확인** 을 누르면 분석이 실행된다.

SPSS 실행

시뮬레이션 수업을 수강한 간호대학생의 비판적 사고능력 평균점수는 10.84, 표준편차는 2.34이며, 전통적 강의식 수업을 수강한 간호대학생의 비판적 사고능력 평균점수는 8.83, 표준편차는 1.65이다. 수업 방식에 의한 비판적 사고능력 정도의 차이가 있는지에 대한 유의확률은 .008로서 유의수준 .05보다 작아, 수업방식에 따라 비판적 사고능력 정도에 유의한 차이가 있는 것으로 분석되었다.

기술통계량

	N	평균	표준편차	최소값	최대값	백분위수 25	50 (중위수)	75
비판적사고능력	37	9.86	2.250	6	15	8.00	10.00	11.50
수업방식	37	1.49	.507	1	2	1.00	1.00	2.00

Mann-Whitney 검정

순위

	수업방식	N	평균 순위	순위합
비판적사고능력	시뮬레이션	19	23.50	446.50
	강의식	18	14.25	256.50
	전체	37		

두 군의 순위합이 각각 446.5와 256.50이나 순위합을 구하는 과정에서 실제 크기 정보는 상실되었으므로 크기를 비교하는 데 참고할 뿐 결과로 제시하지는 않는다.

검정 통계량[a]

	비판적사고능력
Mann-Whitney의 U	85.500
Wilcoxon의 W	256.500
Z	-2.622
근사 유의확률(양측)	.009
정확 유의확률[2*(단측 유의확률)]	.008[b]

a. 집단변수: 수업방식

b. 동순위에 대해 수정된 사항이 없습니다.

유의수준이 .008로 .05보다 작으므로 '두 그룹이 차이가 없다'는 귀무가설을 기각하고 연구가설을 채택한다. 즉 두 그룹의 점수에 차이가 있다.

2 독립표본 비모수검정 분석결과 보고

수업 방식에 따른 간호대학생의 비판적 사고능력의 차이를 알아보기 위하여 두 독립표본 비모수검정을 실시한 결과는 <표 6－2>와 같이 제시하며, 이에 대한 기술은 다음과 같다.

표 6-2 수업방식에 따른 간호대학생의 비판적 사고능력의 차이에 대한 두 독립표본 비모수검정결과

	시뮬레이션 수업 (n=19)		전통적 강의식 수업 (n=18)		p
	Median	IQR	Median	IQR	
비판적 사고능력	13.0	3.00	16.0	2.50	.008

시뮬레이션 수업을 수강한 실험군과 전통적 강의식 수업을 수강한 대조군의 비판적 사고능력이 차이를 검정한 결과 유의확률은 .008로서 유의수준 .05에서 수업방식에 따라 비판적 사고능력 정도에 유의한 차이가 있는 것으로 분석되었다.

※ 참고: IQR (Inter Quartile Range)은 p.85의 기술통계량에서 제시된 사분위수 중 Q_3(75 percentile)에 해당하는 11.50에서 Q_1(25 percentile) 값인 8.00을 뺀 값을 제시한다.

CHAPTER 7

실험 전후의 짝지은 평균 비교: paired-*t* 검정 & Wilcoxon signed rank test

실험중재연구에서 실험군과 대조군의 실험전후 짝지은 평균을 비교할 때

실험중재연구에서 대조군에게는 중재를 적용하지 않고 실험군에게 아로마요법을 적용한 후 종속변수인 수면의 질 사전점수와 사후점수의 변화를 비교하는 연구를 진행하고 있다. 수면의 질은 연속형 변수이며 0~10점의 점수 범위에 있다. 이때 두 그룹의 사전-사후 수면의 질의 차이를 분석하고자 하면 어떤 검정을 사용해야 할까?

➡ 이 경우 두 그룹 간에 연속형 변수의 평균의 차이를 검정하는 통계방법을 이용해야 한다.

➡ 이때 비교하고자 하는 변수가 독립적인지, 정규분포하는지, 등분산성을 충족하는지를 점검한 후 분석방법을 선택한다.

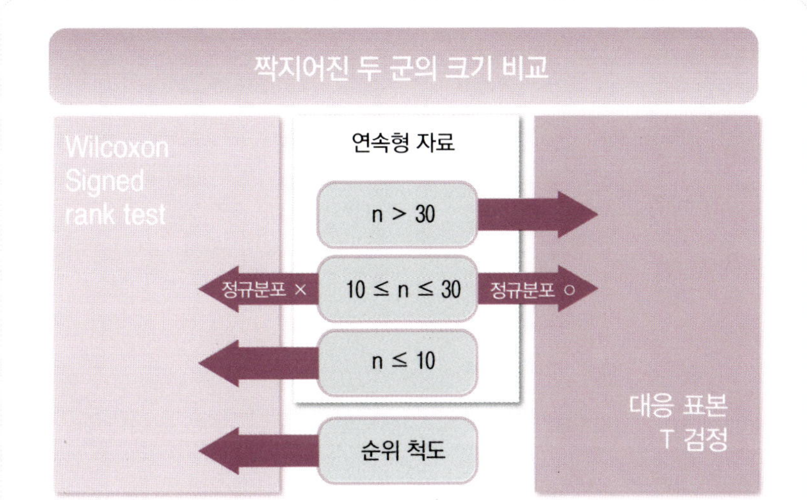

1 대응표본 t 검정

두 종속표본 t 검정(two dependent samples t-test: matched pair t-test)이란 알지 못하는 각기 다른 두 모집단의 속성인 평균을 비교하기 위하여 두 모집단으로부터 표본을 추출하여 표본의 평균들을 비교함으로써 모집단의 평균을 비교하는 통계적 방법이다. 이때 각기 모집단으로부터 추출된 두 표본은 서로 독립적인 것이 아니라 어떤 관계가 있는 종속적인 것이어야 한다.

예를 들어 사전, 사후검사를 들 수 있다. 어떤 새로운 교수법을 개발하여 그 교수법에 따른 학습효과가 있는지를 알아보기 위하여 모집단에서 n명의 표본을 무선적으로 추출하여 사전검사를 실시한 후 새로운 교수법에 의하여 학습을 시킨 다음, 사후검사를 실시하여 학습효과가 있는지의 여부를 검정하고자 할 때 두 종속표본 t 검정을 쓸 수 있다. 사전검사 점수와 사후검사 점수가 있게 되는데 이 두 점수들은 독립적인 것이 아니기 때문이다.

1 대응표본 t 검정

대응표본 t 검정에서는 두 독립표본 t 검정에서와 같이 영가설과 대립가설의 서술은 두 모집단의 평균의 비교가 아니라 표본에서 짝지어진 두 자료의 차이에 대한 검정이 된다. 그러므로 두 종속표본 t 검정을 짝지어진 t 검정(matched pair t-test)이라고 한다. 영가설과 대립가설은 다음과 같다.

$H_0 : \mu_d = 0$

$H_A : \mu_d \neq 0$

d : 차이(사후 측정값 − 사전 측정값)

사전, 사후검사의 예를 가지고 두 종속표본 t 검정을 설명해 보자. 시뮬레이션 교육의 효과 유무를 알기 위하여 5명에게 비판적 사고능력 검사를 실시한 후 시뮬레이션 교육을 실시하고 사후에 다시 한번 검사를 실시한 결과는 <표 7－1>과 같다.

표 7–1 시뮬레이션 교육 전 비판적 사고능력 점수와 교육 후 측정 점수

	사전 점수	사후 점수	*d*
A	6	8	2
B	5	7	2
C	7	7	0
D	6	8	2
E	6	8	2

시뮬레이션 교육의 효과가 있는지 유의수준 .05에서 검정하고자 한다. 영가설과 대립가설은 다음과 같다.

$H_0 : \mu_d = 0$ (사후-사전 점수의 차이의 평균이 0이다)

$H_A : \mu_d \neq 0$ (사후-사전 점수의 차이의 평균이 0이 아니다)

2 대응표본 t 검정 실습

SPSS 실행

두 종속표본 t 검정을 하려면 자료가 다음 그림과 같은 형태로 입력되어 있어야 한다. 메뉴에서 [분석] ⇨ [평균비교] ⇨ [대응표본 T 검정]을 눌러 대응표본 T 검정 대화상자를 연다.

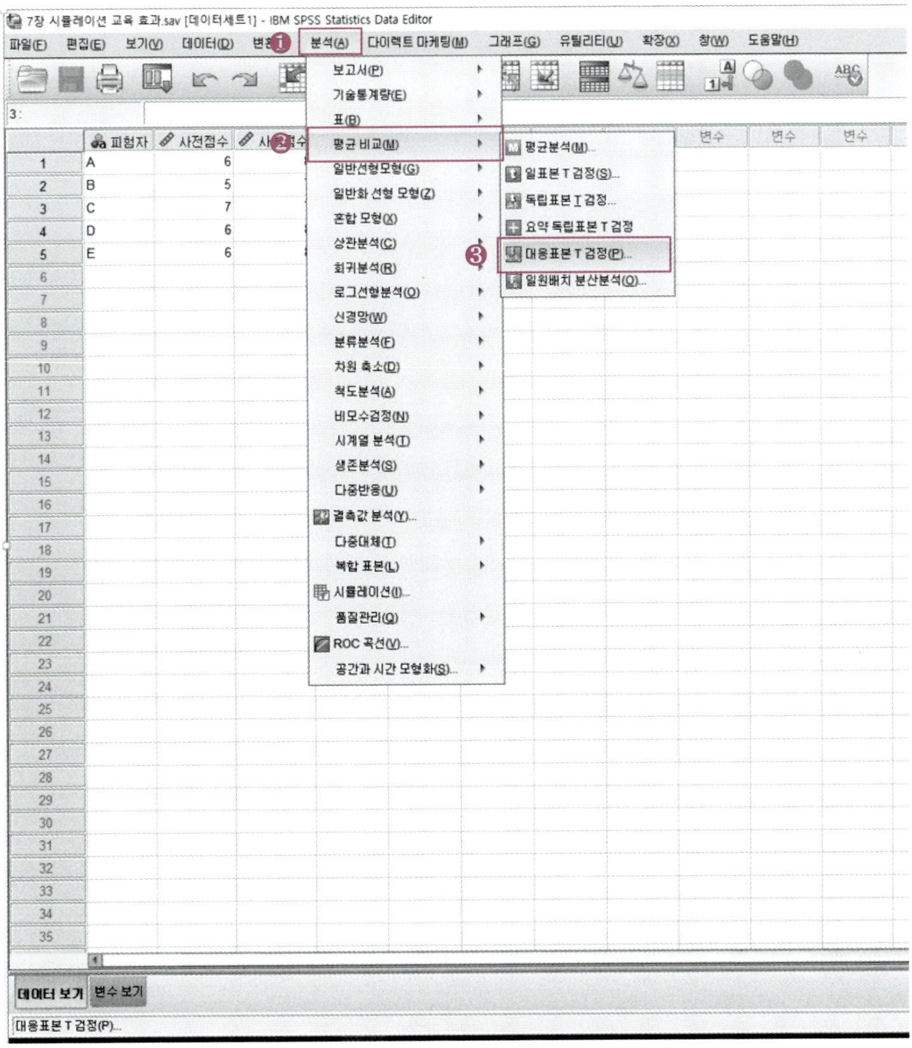

<표 7－1>의 교육 전 점수와 교육 후 점수의 평균이 동일한지를 검정하는 과정은 다음과 같다.

대응표본 T 검정 대화상자에서 검정할 두 변수를 선택하여 대응변수의 변수1, 변수2로 지정한 뒤 **확인** 을 누른다.

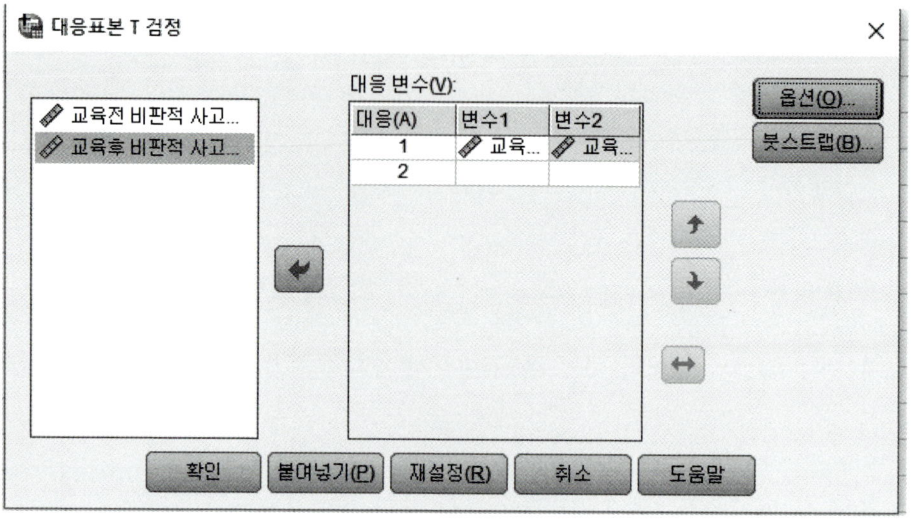

분석결과

위의 절차에 의해 분석된 결과는 아래의 표로 제시한다.

대응표본 통계량

		평균	N	표준편차	평균의 표준오차
대응 1	교육전 비판적 사고능력 점수	6.00	5	.707	.316
	교육후 비판적 사고능력 점수	7.60	5	.548	.245

대응표본 검정

		대응차					t	자유도	유의확률 (양측)
		평균	표준편차	평균의 표준오차	차이의 95% 신뢰구간 하한	차이의 95% 신뢰구간 상한			
대응 1	교육전 비판적 사고능력 점수 - 교육후 비판적 사고능력 점수	-1.600	.894	.400	-2.711	-.489	-4.000	4	.016

교육 전 점수와 교육 후 점수 차이의 평균과 표준편차는 각각 1.60, .894이고, *t* 값은 -4.00, 자유도는 4이며 유의확률은 .016으로서 유의수준 .05보다 작으므로 영가설을 기각하고 교육 전 점수와 교육 후 점수의 평균차이가 있다고 결론을 내린다.

3 대응표본 t검정 분석결과 보고

시뮬레이션 교육의 효과를 알아보기 위하여 두 종속표본 t검정에 의하여 사전점사 수치와 사후검사 수치를 비교한 결과는 <표 7－2>와 같다.

사전 점수의 평균은 6.00, 표준편차는 0.707이며, 사후 점수의 평균은 7.60, 표준편차는 0.548이다. 사전 점수와 사후 점수 차이에 대한 통계적 유의성을 검정한 결과 t값은 -4.000, 유의확률은 .016으로 유의수준 .05에서 시뮬레이션 교육 후 대상자들의 비판적 사고 능력의 사전 점수와 사후 점수에 유의한 차이가 있는 것으로 분석되었다.

표 7-2 시뮬레이션 수업의 효과에 대한 두 종속표본 t검정결과

	사전 점수	사후 점수	t/p
	평균±표준편차	평균±표준편차	
비판적 사고능력	6.00±0.707	7.60±0.548	−4.000/.016

2 대응표본의 비모수 검정: Wilcoxon signed rank test

자료의 수가 적거나 실험설계에서 사전 측정 자료와 사후 측정 자료가 정규성 가정을 충족하지 않는 경우 비모수적 방법을 사용해야한다. 짝지어진 자료의 크기를 비교하는 비모수적 방법은 Wilcoxon signed rank test가 있다.

Wilcoxon signed rank test에서는 '사후 점수-사전 점수'를 새로운 값으로 만들어서 순위합 검정을 실시한다. 순위합 검정이란 두 군의 자료를 크기 순으로 정렬하여 순위를 부여한 뒤 그 순위의 합을 군별로 구하여 순위합이 통계적으로 차이가 있는지를 검정하는 방법이다. 순위 척도는 연속형 변수가 아니므로 평균과 표준편차는 의미가 없어지며, 크기의 차이를 해석할 수 없다. 따라서 평균과 표준편차를 결과로 제시할 필요도 없게 되며, 평균과 표준편차 대신 중앙값과 IQR (Inter Quartile Range)을 결과로 제시한다.

1 대응표본 *t* 검정 실습

SPSS 실행

정규성 가정을 충족하지 않는 경우 비모수적인 방법으로 Wilcoxon signed rank test 검정을 하려면 메뉴에서 **분석** ⇨ **비모수검정** ⇨ **레거시상자** ⇨ **2-대응표본** 을 눌러 대화상자를 연다.

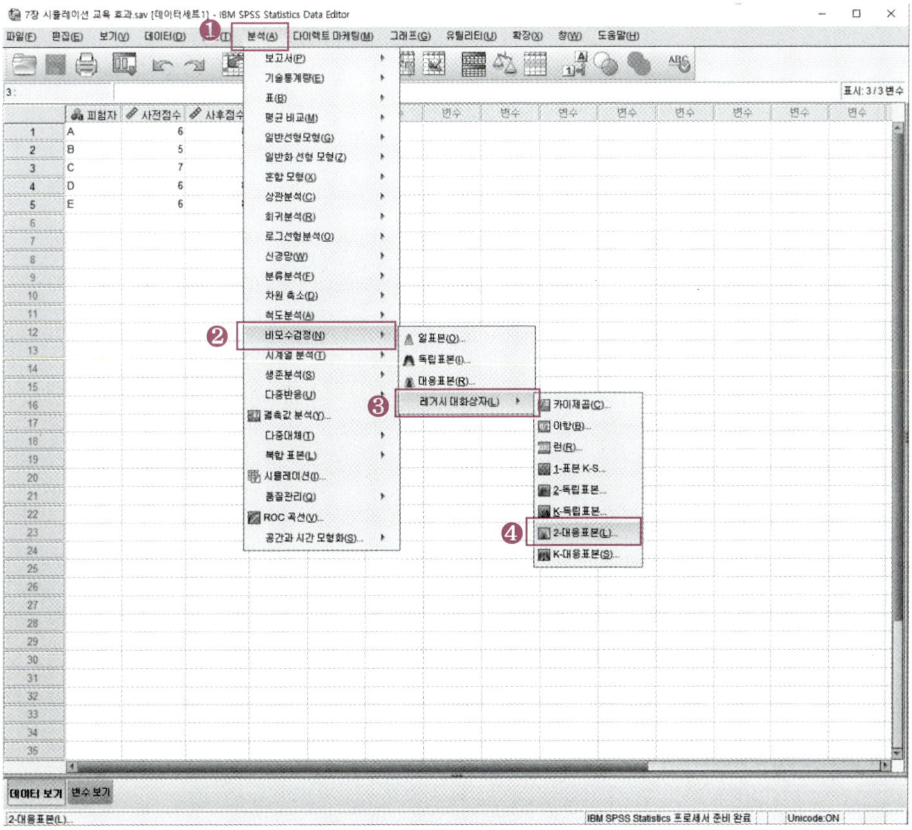

그리고 새로 생성된 대응표본 비모수검정 대화상자에서 변수1과 변수2를 사전점수와 사후점수로 각각 지정하고 검정유형에 Wilcoxon을 선택한다.

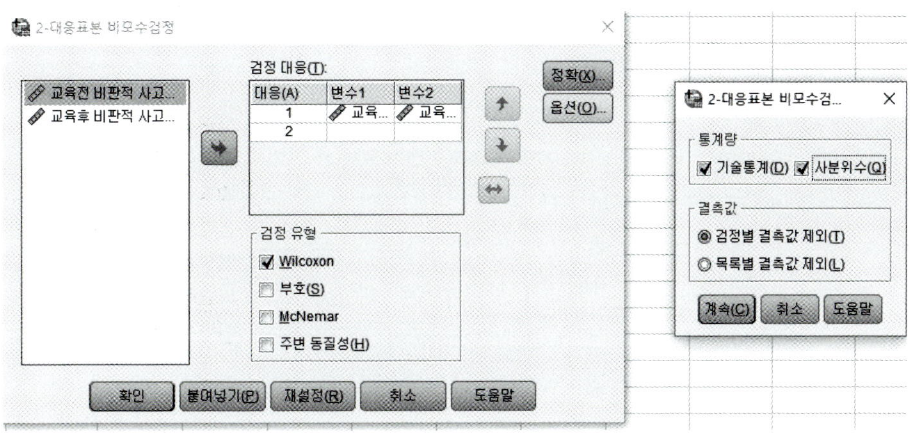

옵션 표시를 누르면 오른쪽과 같은 대화창이 생성된다. 기술통계와 사분위수를 클릭한 후 계속 표시를 누르고 [확인]을 누르면 분석이 실행된다.

분석결과

시뮬레이션 교육 전 비판적 사고능력 점수는 평균 6.00, 표준편차는 0.707이며, 교육 후 비판적 사고능력 점수는 평균 7.60, 표준편차는 0.548이다. 시뮬레이션 교육 후 비판적 사고능력 정도의 차이가 있는지에 대한 유의확률은 .046으로 .05보다 작아, 시뮬레이션 교육의 효과가 있는 것으로 분석되었다.

기술통계량

	N	평균	표준편차	최소값	최대값	백분위수 25	50 (중위수)	75
교육전 비판적 사고능력 점수	5	6.00	.707	5	7	5.50	6.00	6.50
교육후 비판적 사고능력 점수	5	7.60	.548	7	8	7.00	8.00	8.00

Wilcoxon 부호순위 검정

순위

		N	평균 순위	순위합
교육후 비판적 사고능력 점수 - 교육전 비판적 사고능력 점수	음의 순위	0[a]	.00	.00
	양의 순위	4[b]	2.50	10.00
	동순위	1[c]		
	전체	5		

a. 교육후 비판적 사고능력 점수 < 교육전 비판적 사고능력 점수

b. 교육후 비판적 사고능력 점수 > 교육전 비판적 사고능력 점수

c. 교육후 비판적 사고능력 점수 = 교육전 비판적 사고능력 점수

두 군의 순위합은 크기를 비교하는 데 참고할 뿐 결과로 제시하지는 않는다.

검정 통계량[a]

	교육후 비판적 사고능력 점수 - 교육전 비판적 사고능력 점수
Z	-2.000[b]
근사 유의확률(양측)	.046

a. Wilcoxon 부호순위 검정

b. 음의 순위를 기준으로.

유의수준이 .046으로 .05보다 작으므로 '시뮬레이션 교육 전 점수와 교육 후 점수의 차이가 없다'는 귀무가설을 기각하고 연구가설을 채택한다. 즉 시뮬레이션 교육 전후의 비판적 사고능력 점수에 유의한 차이가 있다.

2 대응표본 비모수검정 분석결과 보고

시뮬레이션 교육이 비판적 사고능력에 미치는 효과를 알아보기 위하여 대응표본 비모수검정을 실시한 결과는 <표 7−3>과 같이 제시하며, 이에 대한 기술은 다음과 같다.

표 7-3 시뮬레이션 교육이 비판적 사고능력에 미치는 효과에 대한 대응표본 비모수검정결과

	사전 점수		사후 점수		p
	Median	IQR	Median	IQR	
비판적 사고능력	6.0	1.00	8.0	1.00	.046

시뮬레이션 교육 후 비판적 사고능력이 차이를 검정한 결과 유의확률은 .046으로 유의수준 .05에서 교육 전후의 비판적 사고능력 정도에 유의한 차이가 있는 것으로 분석되었다.

CHAPTER 8

세 그룹 이상의 평균 비교: 일원배치 분산분석 & Kruskal-Wallis test

세 그룹 이상에서 그룹 간의 차이를 비교할 때

간호대학생의 비판적 사고 성향에 대한 연구에서 비판적 사고 성향은 연속형 변수이며 0~20점의 점수 범위에 있다. 이때 3개 대학의 자료를 조사하였고 대학별 비판적 사고 성향의 차이를 분석하고자 하면 어떤 검정을 사용해야 할까?

➡ 이 경우 세 그룹 간에 연속형 변수의 평균의 차이를 검정하는 통계방법을 이용해야 한다.

➡ 이때 비교하고자 하는 변수가 독립적인지, 정규분포하는지, 등분산성을 충족하는지를 점검한 후 분석방법을 선택한다.

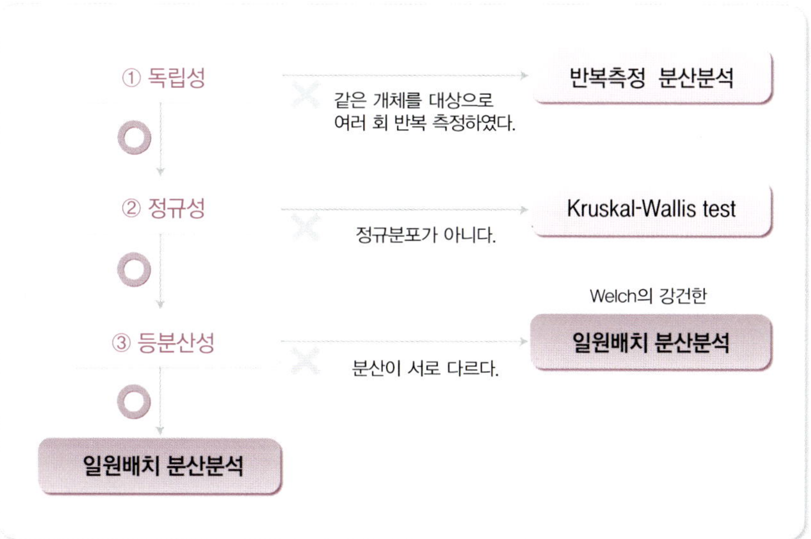

① 독립성
같은 개체를 대상으로 여러 회 반복 측정하였다.
반복측정 분산분석
② 정규성
정규분포가 아니다.
Kruskal-Wallis test
③ 등분산성
분산이 서로 다르다.
Welch의 강건한
일원배치 분산분석
일원배치 분산분석

1 일원배치 분산분석

앞 장에서 설명한 바와 같이 종속변수가 연속변수일 때 두 개의 모집단의 평균 모수치에 대한 검정은 t 검정을 사용하였다. 모집단이 3개 이상일 경우 Fisher(1924)가 제안한 분산분석을 사용하며, 이는 집단 간 변화량(between group variation)과 집단 내 변화량(within group variation)을 비교하는 방법으로 F 분포에 의하여 검정된다.

분산분석(analysis of variance, ANOVA)은 분산의 원인이 어디에 있는지 확인하는 통계적 방법이다. 예를 들어, 동일한 세 집단에 각각 다른 중재를 하여 각 집단마다 다른 결과가 나왔을 때 집단 간의 차이에 따른 분산이 있을 수 있고, 집단 내에서 피험자 간의 분산이 발생할 수 있다. 즉, 실험으로 인한 종속변수의 총 변화량은 중재에 의한 집단 간 변화량과 집단 내에서의 개인차인 집단 내 변화량으로 양분된다. 만약 중재의 효과가 있다면 세 집단은 서로 다른 평균을 가지므로 집단 간 분산이 클 것이고, 중재 효과가 없다면 집단 간 차이가 없으므로 집단 간 분산은 작을 것이다.

실험연구에는 중재를 하기 전, 즉 실험 전 각 집단의 초기 단계(initial stage)는 동일하며, 중재 후 중재 효과가 크다면 실험 후 집단 간 차이는 클 것이다. 이는 종속변수의 총 변화량 중 집단 간 차이가 크므로 집단 간 변화량 또는 집단 간 분산이 크다는 것을 나타낸다. 조사방법에서도 집단 간 차이가 크면 실험연구 결과와 마찬가지로 집단 간 분산이 크게 나타날 것이다.

$$F = \frac{\sigma_B^2}{\sigma_W^2} = \frac{\text{집단 간 분산}}{\text{집단 내 분산}}$$

$$F = \frac{\text{집단 간의 변동의 평균}}{\text{그 외 설명되지 않는 변동(=집단 내의 변동)의 평균}}$$

F 검정은 집단 내 분산에 대한 집단 간 분산의 비율을 계산하여 결론을 내린다. 집단 간 분산이 커진다면 이것은 집단 간의 차이가 있다고 할 수 있다. 실험연구에서 각기 다른 중재를 했다면 중재 효과가 있다고 할 수 있으며, 조사연구에서는 집단 간의 특성에 따라 차이가 있다고 볼 수 있다.

일원배치 분산분석(one-way analysis of variance, one-way ANOVA)은 독립변수가 하나일 때 분산의 원인이 집단 간 차이에 기인한 것인지를 분석하는 통계적 방법이다. 즉, 비만도에 동맥경화증 유병률의 차이, 학년별 학업성취도, 또는 교수법에 따른 비판적 사고능력의 차이 같은 연구를 할 때, 각 연구에서 독립변수는 하나임을 알 수 있다. 첫 번째 연구에서 독립변수는 비만도이며, 두 번째 연구에서는 학년, 세 번째 연구에서는 교수법이 된다.

첫 번째 연구에서 연구자가 비만도에 따른 동맥경화증 유병률의 차이를 연구할 때, 정상 그룹, 비만 그룹, 고도비만 그룹의 동맥경화증 유병률의 차이를 비교한다면 세 집단 비교가 되므로 독립변수는 하나이고, 각 독립변수의 수준은 세 개가 된다고 할 수 있다. 독립변수가 하나일지라도 수준은 여러 가지가 될 수 있다.

1 일원배치 분산분석을 위한 기본 가정

세 집단 이상의 비교인 분산분석을 위한 기본 가정은 다음과 같으며, t 검정과 동일하다.

① 종속변수가 양적변수이어야 한다.

② 각 집단에 해당하는 모집단의 분포가 정규분포이어야 한다.

③ 각 집단에 해당하는 모집단들의 분산이 같아야 한다.

정규분포와 등분산 가정은 연구의 대상인 표본이 아닌 모집단에 해당한다는 점에 주의하여야 한다. t 검정과 마찬가지로 일원배치 분산분석에서 정규분포 가정과 등분산 가정을 충족시키지 못한다면 비모수 통계의 하나인 Kruskal-Wallis 검정을 실시하여야 한다.

정규성과 등분산 가정을 검정하는 절차는 앞 장의 t 검정을 참조한다.

2 일원배치 분산분석의 가설

분산분석의 기본 원리를 설명하기 위하여 교수법에 따른 비판적 사고능력의 차이에 관한 일원분산분석의 예를 들어 설명하기로 한다. 앞서 6장에서는 강의식 수업과 시뮬레이션 수업의 두 그룹을 비교하는 예를 설명하였다. 6장과 유사한 연구문제이나 이번에는 교수법의 유형이 세 가지인 점이 다르다. 즉, 교수법의 유형이 세 가지이고 따라서 그룹이 강의식, 문제중심학습, 시뮬레이션의 세 그룹이다. 연구자가 간호대학생 세 그룹에게 강의식, 문제기반학습, 시뮬레이션의 세 유형의 교수법을 각각 적용한 후 교수법 유형에 따른 비판적 사고능력의 차이 여부를 확인하기 위한 연구를 한다고 가정하자.

이 연구를 위한 영가설과 대립가설을 설정하면 다음과 같다.

H_0: 세 그룹의 비판적 사고능력의 정도에 차이가 없다.
H_1: 세 그룹의 비판적 사고능력의 정도에 차이가 있다.

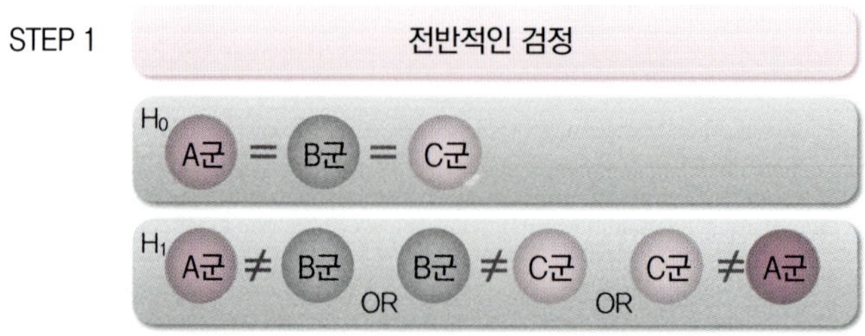

귀무가설 H_0	세 군의 크기는 모두 같다.
대립가설 H_1	적어도 한 쌍은 크기가 다르다.

이와 같은 방법은 Fisher가 제안하였으며 영가설이 기각된다는 것은 모집단의 평균이 같지 않음을 의미한다. 그러나 영가설이 기각되었을 때 영가설은 어느 모집단이 다른 어느 모집단과 다른지를 구체적으로 설명하지 않는 일반적 형태로 표현한다.

분산분석에 따른 개인점수의 편차는 다음과 같이 설명할 수 있다.

총편차 total deviation d_T	=	집단 간 편차 deviation between groups d_B	+	집단 내 편차 deviation within group d_W

여기에서 집단 간의 편차 부분이 매우 크다면, 집단 간의 차이가 있음을 암시하는 것이며, 상대적으로 집단 간 편차 부분이 작고 집단 내 편차가 크다면 이는 집단 간의 차이가 없음을 말한다.

1. 집단 간의 차이가 작다면 F값은 감소하고, *p* value는 증가할 것이다.

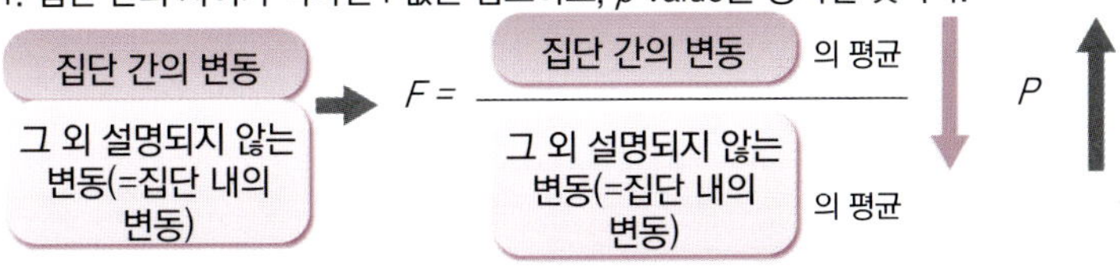

2. 집단 간의 차이가 크다면 F값은 증가하고, *p* value는 감소할 것이다.

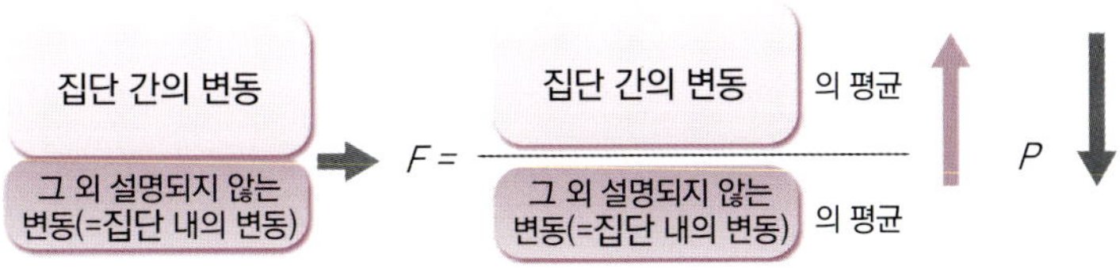

3 일원배치 분산분석 실습

SPSS 실행

일원배치 분산분석을 하려면 메뉴에서 **분석** ⇨ **평균비교** ⇨ **일원배치 분산분석**을 눌러 대화상자를 연다.

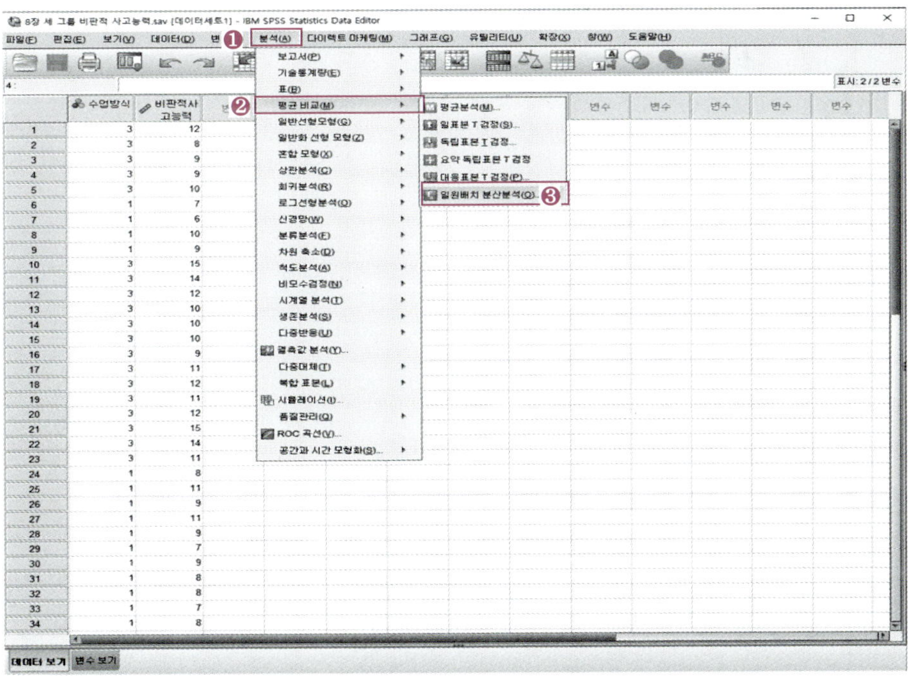

일원배치 분산분석 대화창에서 요인(F)에 독립변수를, 기술통계(D)에 종속변수를 지정한 다음, **확인** 을 누른다.

이때 **옵션(O)...** 을 클릭하면 다음과 같은 옵션 대화상자가 열린다. 여기서 기술통계(D) 및 분산 동질성 검정(H)(등분산성 가정 충족 여부) 등을 선택하여 출력할 수 있다.

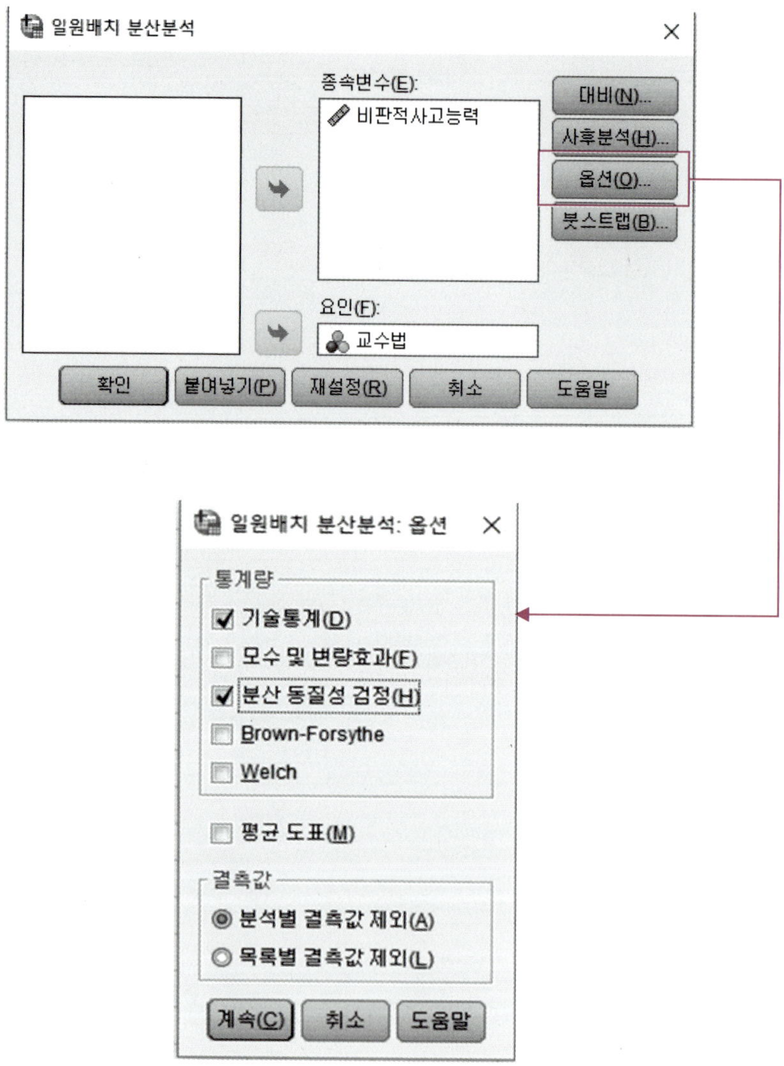

※ 참고:

- 평균 도표(M): 집단별 평균에 대한 선그래프를 산출한다.
- 결측값(missing value)
  - •분석별 결측값 제외(A): 분석 시 결측값이 있는 변수에서만 해당 케이스 제외
  - •목록별 결측값 제외(L): 분석 시 사용되는 변수에 대한 결측값이 있는 케이스 제외

원하는 옵션을 선택하고 [계속(C)]을 클릭한 다음 일원배치 분산분석 대화상자에서 [확인]을 클릭하면 SPSS 뷰어에 결과표가 나타난다.

분석결과

분석결과 1. 교수법에 따른 비판적 사고능력 점수의 기술통계

기술통계

비판적사고능력

	N	평균	표준편차	표준오차	평균에 대한 95% 신뢰구간 하한	평균에 대한 95% 신뢰구간 상한	최소값	최대값
강의식	18	8.61	1.378	.325	7.93	9.30	6	11
PBL	15	9.87	1.187	.307	9.21	10.52	8	12
시뮬레이션	19	11.26	2.077	.477	10.26	12.26	8	15
전체	52	9.94	1.955	.271	9.40	10.49	6	15

위의 표에서 알 수 있는 정보는 각 그룹의 비판적 사고능력 점수의 평균과 표준편차이다. 강의식 수업을 들은 그룹의 비판적 사고능력 평균점수는 8.61, 표준편차는 1.38이고, PBL 수업을 들은 그룹의 비판적 사고능력 평균점수는 9.87, 표준편차는 1.19이고, 시뮬레이션 수업을 들은 그룹의 비판적 사고능력 점수의 평균은 11.26, 표준편차는 2.08이다.

분석결과 2. 교수법에 따른 비판적 사고능력의 등분산성 검정

분산의 동질성 검정

비판적사고능력

Levene 통계량	자유도1	자유도2	유의확률
3.025	2	49	.058

Levene의 등분산 가정 검정결과 유의확률은 .058로 영가설을 기각하지 못하므로 세 집단의 분산은 같다고 할 수 있다.

분석결과 3. 교수법에 따른 비판적 사고능력의 분산분석표

ANOVA

비판적사고능력

	제곱합	자유도	평균제곱	F	유의확률
집단-간	65.132	2	32.566	12.304	.000
집단-내	129.695	49	2.647		
전체	194.827	51			

위의 표에서는 F 통계값과 유의수준을 확인할 수 있다. 일원배치 분산분석 결과 F 통계값은 12.304, 유의확률은 .000, 즉 <.001이므로 유의수준 .05에서 세 그룹의 비판적 사고능력 점수가 같지 않다고 결론 내린다.

4 일원배치 분산분석 결과 보고

서로 다른 교수법을 적용한 세 그룹의 비판적 사고능력의 차이를 알아보기 위하여 일원배치 분산분석을 실시한 결과는 <표 8－1>과 같이 제시하며, 이에 대한 기술은 다음과 같다.

표 8-1 교수법에 따른 간호대학생의 비판적 사고능력의 차이

	강의식 수업 (n=18)	문제기반학습 (n=15)	시뮬레이션 (n=19)	F/p
	평균±표준편차	평균±표준편차	평균±표준편차	
비판적 사고능력	8.61±1.28	9.87±1.19	11.26±2.08	12.304/<.001

강의식 수업을 들은 그룹의 비판적 사고능력 평균점수는 8.61, 표준편차는 1.38이고, PBL 수업을 들은 그룹의 비판적 사고능력 평균점수는 9.87, 표준편차는 1.19이며, 시뮬레이션 수업을 들은 그룹의 비판적 사고능력 점수의 평균은 11.26, 표준편차는 2.08이다. 교수법에 따른 비판적 사고능력의 차이가 있는지에 대한 F 통계값은 12.304이며, 유의확률은 <.001로 유의수준 .05에서 교수법에 따라 비판적 사고능력 정도에 유의한 차이가 있는 것으로 나타났다.

※ 참고: 두 그룹 간의 비교인 경우 여기에서 분석이 끝난다. 그러나 일원배치 분산분석의 가설은 '세 그룹 간의 차이가 있다'일 뿐 구체적으로 어느 그룹과 어느 그룹의 차이인지는 분석하지 않는다. 따라서 어떠한 차이가 있는지를 구체적으로 파악하기 위해서는 반드시 사후검정이 필요하다.

2 사후검정

1 사후비교분석의 기본 개념

분산분석의 영가설은 전체 집단의 평균이 같다고 말하고 이를 전체 가설(omnibus hypothesis)이라 칭한다. 일원배치 분산분석에서 만약 영가설이 기각되었다면 비교집단들의 모집단의 평균이 차이가 있음을 말한다. 그러나 어느 집단과 어느 집단 간에 차이가 있는지를 말해 주지는 않는다. 예를 들어, 앞서 설명한 서로 다른 교수법을 적용한 그룹별 비판적 사고능력의 차이 연구에서 영가설이 기각되었다. 이는 교수법 유형에 따라 간호대학생의 비판적 사고능력 점수가 차이가 있다는 사실을 말해주나 어느 유형의 교수법에 의한 비판적 사고능력 점수가 어떤 유형의 교수법과 차이가 있는지는 말해주지 못한다. 이 문제는 Scheffé(1959)에 의하여 해답이 풀리기 시작하였다.

분산분석을 위한 영가설을 보면 연구대상이 되는 모든 모집단의 평균이 같다는 사실을 서술하고 있다. 대립가설은 '영가설이 진실이 아니다'라는 것을 말해 주고 있다. 이는 어느 한 모집단이 다른 모집단과 같지 않으면 영가설이 기각된다는 것을 말한다. 즉, 여러 모집단 평균들과의 많은 대비 중 최소한 하나(at least one comparison) 이상의 대비가 통계적으로 0이 아니라면 영가설을 기각하게 된다는 것이다.

대비(contrast)의 개념에 의하여 분산분석을 위한 영가설과 대립가설을 서술하면 영가설은 '모든 대비는 0이다'라고 할 수 있으며, 대립가설은 '최소 하나 이상의 대비가 0이 아니다'라고 할 수 있다.

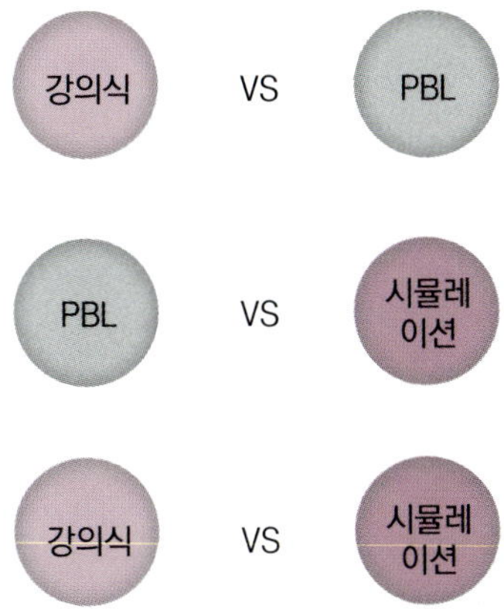

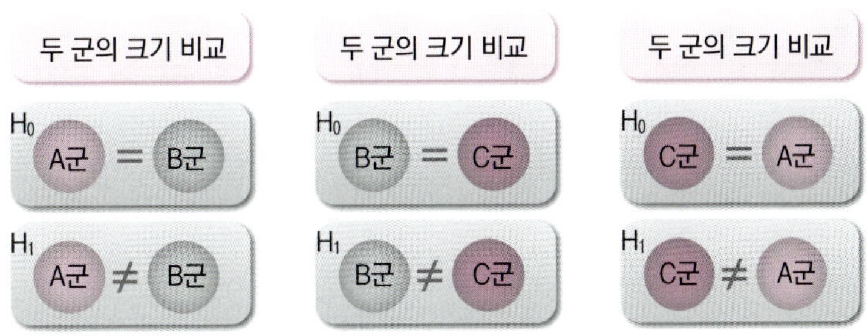

2 사후비교분석의 절차

교수법 유형에 따른 비판적 사고능력의 차이를 분석한 예에서 영가설이 유의수준 .05에서 기각되었다는 결론은 6개의 대비 중 최소한 하나의 대비라도 0이 아니라는 사실을 말해 준다. 이와 같이 영가설의 기각 여부를 검정하여 만약 영가설이 기각되었다면 어떤 대비에서 차이가 나타나는지를 찾아내는 통계적 방법을 사후비교분석(post-hoc comparison analysis) 이라고 하고 Scheffé 방법, Tukey 방법, LSD 방법 등이 있다.

3 사후비교분석의 실습

SPSS 실행

일원배치 분산분석의 사후비교분석을 하려면 일원배치 분산분석 대화상자에서 일원분산분석의 대화상자에 **사후분석(H)** 항목을 누른다.

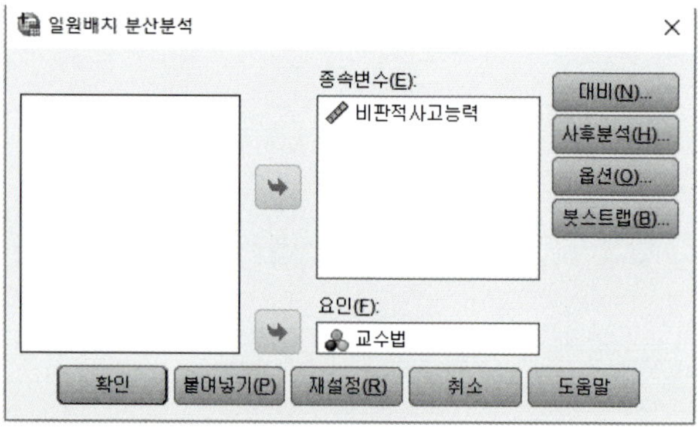

그러면 아래와 같은 대화창이 생성된다. 이때 하고자 하는 다중비교 방법을 클릭한 후 계속 버튼을 누르고, 일원배치 분산분석 대화창에서 확인을 누르면 분석결과에 사후분석 결과가 함께 출력된다.

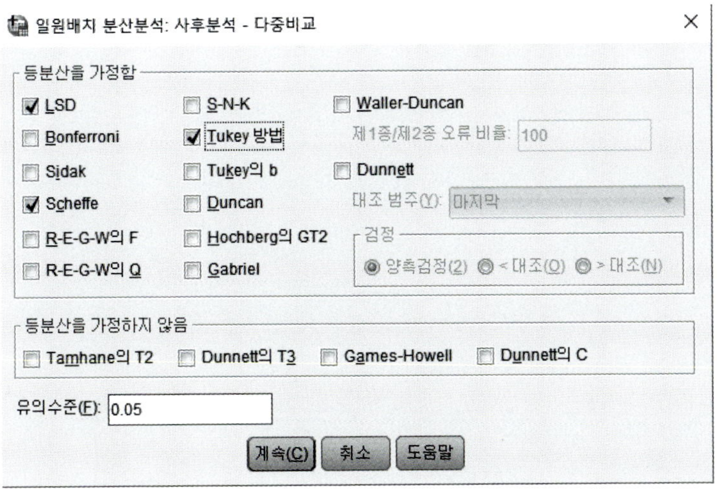

※ 참고: 이때 Scheffe, Tukey 등의 방법이 보편적으로 많이 쓰이며, 세 그룹의 비교인 경우 LSD 방법이 가장 강건(robust)하므로 추천한다.

분석결과

다음은 교수법에 따른 비판적 사고능력의 차이에 대한 분산분석에서 사후분석(H) 을 이용하되, Scheffé , Tukey HSD, LDS 방법으로 모든 짝비교를 검정한 결과이다.

다중비교

종속변수: 비판적사고능력

	(I) 교수법	(J) 교수법	평균차이(I-J)	표준오차	유의확률	95% 신뢰구간 하한	95% 신뢰구간 상한
Tukey HSD	강의식	PBL	-1.256	.569	.080	-2.63	.12
		시뮬레이션	-2.652*	.535	.000	-3.95	-1.36
	PBL	강의식	1.256	.569	.080	-.12	2.63
		시뮬레이션	-1.396*	.562	.043	-2.75	-.04
	시뮬레이션	강의식	2.652*	.535	.000	1.36	3.95
		PBL	1.396*	.562	.043	.04	2.75
Scheffe	강의식	PBL	-1.256	.569	.098	-2.69	.18
		시뮬레이션	-2.652*	.535	.000	-4.00	-1.30
	PBL	강의식	1.256	.569	.098	-.18	2.69
		시뮬레이션	-1.396	.562	.055	-2.82	.02
	시뮬레이션	강의식	2.652*	.535	.000	1.30	4.00
		PBL	1.396	.562	.055	-.02	2.82
LSD	강의식	PBL	-1.256*	.569	.032	-2.40	-.11
		시뮬레이션	-2.652*	.535	.000	-3.73	-1.58
	PBL	강의식	1.256*	.569	.032	.11	2.40
		시뮬레이션	-1.396*	.562	.016	-2.53	-.27
	시뮬레이션	강의식	2.652*	.535	.000	1.58	3.73
		PBL	1.396*	.562	.016	.27	2.53

*. 평균차이는 0.05 수준에서 유의합니다.

다중비교 검정결과 짝비교 결과, Tukey 방법과 Scheffe 방법의 결과는 동일하나 LSD 방법은 다른 결과를 보였다. 결과를 해석할 때는 유의확률을 읽어서 판단하며, 평균차이 값에 붙어 있는 '*'을 참고할 수도 있다.

먼저 Tukey 방법과 Scheffe 방법에 의한 분석결과를 해석해보면, 강의식과 PBL수업은 차이가 없으나 강의식과 시뮬레이션, PBL과 시뮬레이션은 차이가 있는 것으로 나타났다. 이는 아래와 같은 상황이다.

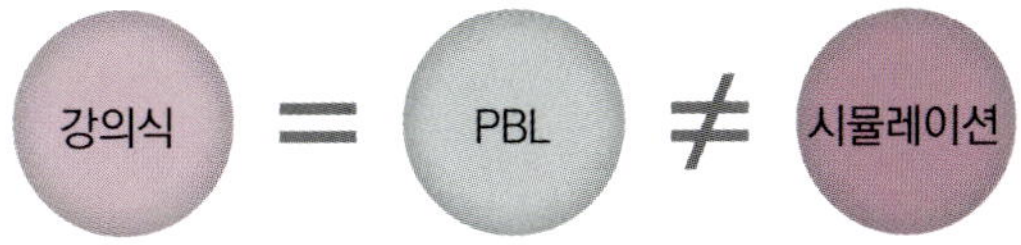

LSD 방법에 의한 분석결과를 보면, 강의식, PBL, 시뮬레이션 그룹이 모두 차이가 있는 것으로 나타났다. 즉, 아래의 그림과 같다.

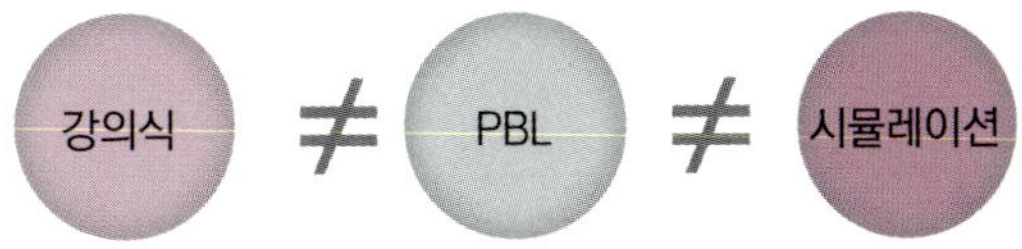

이처럼 검정 방법에 따라서 결과가 다소 다르게 나타날 수 있으며, 이 결과는 위에서 LSD 방법이 상대적으로 강건하다고 이야기한 것이 반영된 결과라고 볼 수 있다.

4 사후비교분석의 결과 보고

서로 다른 교수법을 적용한 세 그룹의 비판적 사고능력의 차이를 알아보기 위하여 일원배치 분산분석을 실시한 후 세 그룹 간의 유의한 차이가 있어 사후비교분석을 실시한 결과는 <표 8－2>과 같이 제시한다.

표 8-2 교수법에 따른 간호대학생의 비판적 사고능력의 차이

	강의식 수업[a] (n=18)	문제기반학습[b] (n=15)	시뮬레이션[c] (n=19)	F/p	Scheffe
	평균±표준편차	평균±표준편차	평균±표준편차		
비판적 사고능력	8.61±1.28	9.87±1.19	11.26±2.08	12.304/<.001	a,b<c

<표 8－1>과 거의 동일하나 사후검정 결과만 추가로 제시하면 된다. 세 그룹 간의 차이를 구체적으로 표시하기 위해 그룹별로 a,b,c 혹은 1,2,3의 기호를 부여하고 그룹의 차이를 표시해준다. 즉, 위의 결과에서는 a와 b 그룹은 차이가 없으나 a와 c, b와 c

그룹은 차이가 있음을 의미한다.

이에 대한 결과 기술은 아래와 같다.

교수법에 따른 세 그룹의 비판적 사고능력 점수는 유의한 차이가 있었으며 (F=12.304, p<.001), 구체적으로는 강의식 수업과 PBL 수업을 들은 그룹에 비해 시뮬레이션 수업을 들은 그룹의 비판적 사고능력 평균점수가 높은 것으로 나타났다.

심화학습

사후비교분석은 영가설의 기각 여부를 검정하여 영가설이 기각되었을 때 대비에 대한 차이의 검정을 실시하는 분석이다. 그러므로 사후분석의 대비검정을 위한 기각값을 찾을 때는 유의수준을 가능한 모든 대비로 나눈 유의수준을 고려하여야 한다. 사후비교분석은 분산분석의 중요한 방법이기는 하나 연구의 관심 대상이 되지 않은 모든 대비도 유의수준을 공유하여야 하는 결점을 지니고 있다. 만약 연구자가 연구에 대한 해박한 지식, 즉 강한 이론적 배경을 가지고 있다면 모든 가능한 대비에 관심을 두지 않고 특별히 관심 있는 대비만 검정할 필요를 느낄 것이다. 그렇다면 집단 간에 차이가 없다는 전체 가설조차 검정할 필요가 없는 것이다. 이 경우에 쓰이는 분석방법을 사전비교(planned comparison) 혹은 사전비교분석(planned comparison analysis)이라 한다. 사전비교분석이란 전체 가설을 검정하지 않고 연구자가 관심 있는 대비만을 가지고 통계적 검정을 실시하는 방법을 말한다.

사전비교분석이 사후분석과 크게 다른 점은 첫째, 사후비교분석은 분산분석을 실시하여 F값의 기각 여부를 확인하는 반면, 사전비교분석은 전체 가설 기각 여부에 관심을 두지 않기에 F값을 계산할 필요가 없다. 그러므로 연구에서 사후비교와 사전비교분석 방법을 구분하기 위하여 사후비교분석 방법을 실시한 분산분석의 경우 분산분석표에 F값을 기재하는 반면, 사전비교분석을 실시한 연구는 분산분석표에 F값에 해당되는 난을 여백으로 남겨 두는 경향이 있다. 두 번째 사후비교분석은 기각값을 찾을 때 유의수준을 비교 가능한 모든 대비수로 나눈 유의수준값에 해당되는 Scheffé 기각값을 참조하였으나, 사전비교분석 방법은 연구관심의 대상이 되는 대비 수만으로 유의수준을 나눈 F값에 해당되는 기각값을 찾는 것이다.

이와 같이 기각값을 찾는 방법이 Dunn(1961)에 의하여 제안되었기에 사전비교분석을 Dunn 방법이라 한다. 또한 Bonferroni의 부등식(Bonferroni inequality)에 근거하기 때문에 Bonferroni 방법이라고도 한다.

3 Kruskal-Wallis 검정

정규성 가정을 충족하지 않는 경우 세 그룹 이상의 평균의 차이를 비교할 수 없다. 이 경우 모집단의 분포를 가정하지 않는 비모수적 방법을 사용해야 한다. 세 그룹 이상의 크기를 비교하는 비모수적 방법은 Kruskal-Wallis 검정이 있다. 이 검정도 순위합 검정의 일종이다.

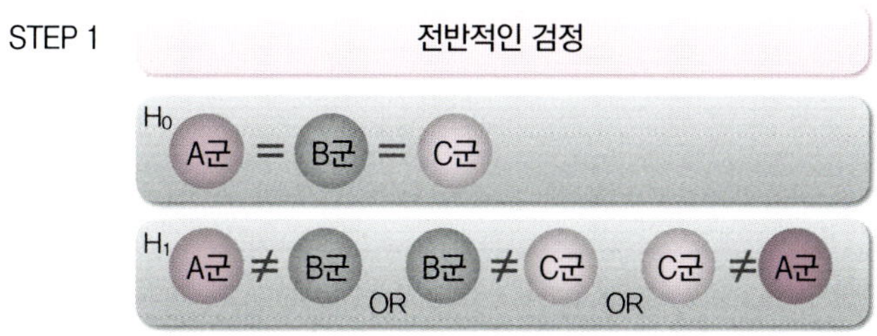

STEP 1
전반적인 검정
H0
A군 = B군 = C군
H1
A군 ≠ B군
OR
B군 ≠ C군
OR
C군 ≠ A군

이 과정에서 본래 자료의 고유값들은 상실되고 순위만 남게 되어 통계분석에 작용하지 않으므로 평균과 표준편차는 의미가 없게 된다.

1 세 그룹 이상의 비모수 검정 실습

SPSS 실행

정규성 가정을 충족하지 않는 경우 비모수적인 방법으로 Kruskal-Wallis 검정을 하려면 메뉴에서 **분석** ⇨ **비모수검정** ⇨ **레거시상자** ⇨ **K-독립표본** 을 눌러 대화상자를 연다.

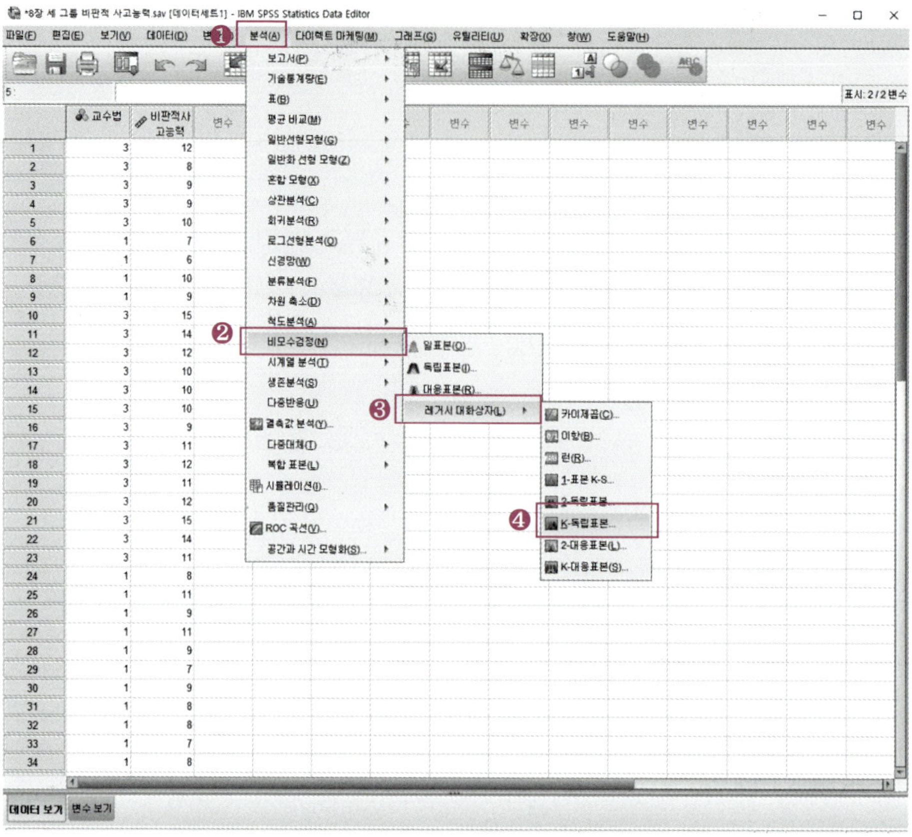
파일(F) 편집(E) 보기(V) 데이터(D) 분석(A) 다이렉트 마케팅(M) 그래프(G) 유틸리티(U) 확장(X) 창(W) 도움말(H)
보고서(P)
기술통계량(E)
표(B)
평균 비교(M)
일반선형모형(G)
일반화 선형 모형(Z)
혼합 모형(X)
상관분석(C)
회귀분석(R)
로그선형분석(O)
신경망(W)
분류분석(F)
차원 축소(D)
척도분석(A)
비모수검정(N)
시계열 분석(T)
생존분석(S)
다중반응(U)
결측값 분석(Y)...
다중대체(T)
복합 표본(L)
시뮬레이션(I)...
품질관리(Q)
ROC 곡선(V)...
공간과 시간 모형화(S)...
일표본(O)...
독립표본(I)...
대응표본(R)...
레거시 대화상자(L)
카이제곱(C)...
이항(B)...
런(R)...
1-표본 K-S...
2-독립표본...
K-독립표본...
2-대응표본(L)...
K-대응표본(S)...
교수법
비판적사고능력
데이터 보기
변수 보기

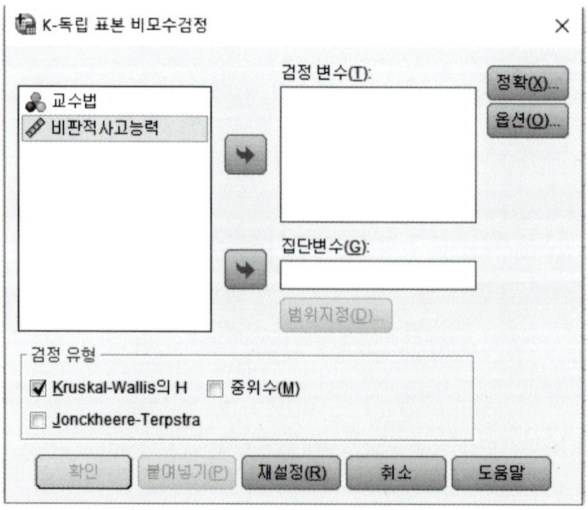
K-독립 표본 비모수검정
교수법
비판적사고능력
검정 변수(T):
정확(X)...
옵션(O)...
집단변수(G):
범위지정(D)...
검정 유형
Kruskal-Wallis의 H
중위수(M)
Jonckheere-Terpstra
확인
붙여넣기(P)
재설정(R)
취소
도움말

그리고 새로 생성된 독립표본 비모수검정 대화상자에서 검정변수와 집단변수를 지정하고 검정유형에 Kruskal-Wallis의 H를 선택한다.

집단변수 이름 옆에 '(??)'가 나타나는데 '범위지정'을 눌러 집단변수의 범위를 최소값과 최대값으로 입력하고 계속(C) 을 눌러 K-독립표본 비모수 검정 대화상자로 돌아와서 옵션(O) 을 눌러 기술통계와 사분위수에 클릭한 후 확인 을 누르면 된다.

옵션(O) 표시를 누르면 아래와 같은 대화창이 생성된다. 기술통계와 사분위수를 클릭한 후 계속(C) 표시를 누르고 확인 을 누르면 분석이 실행된다.

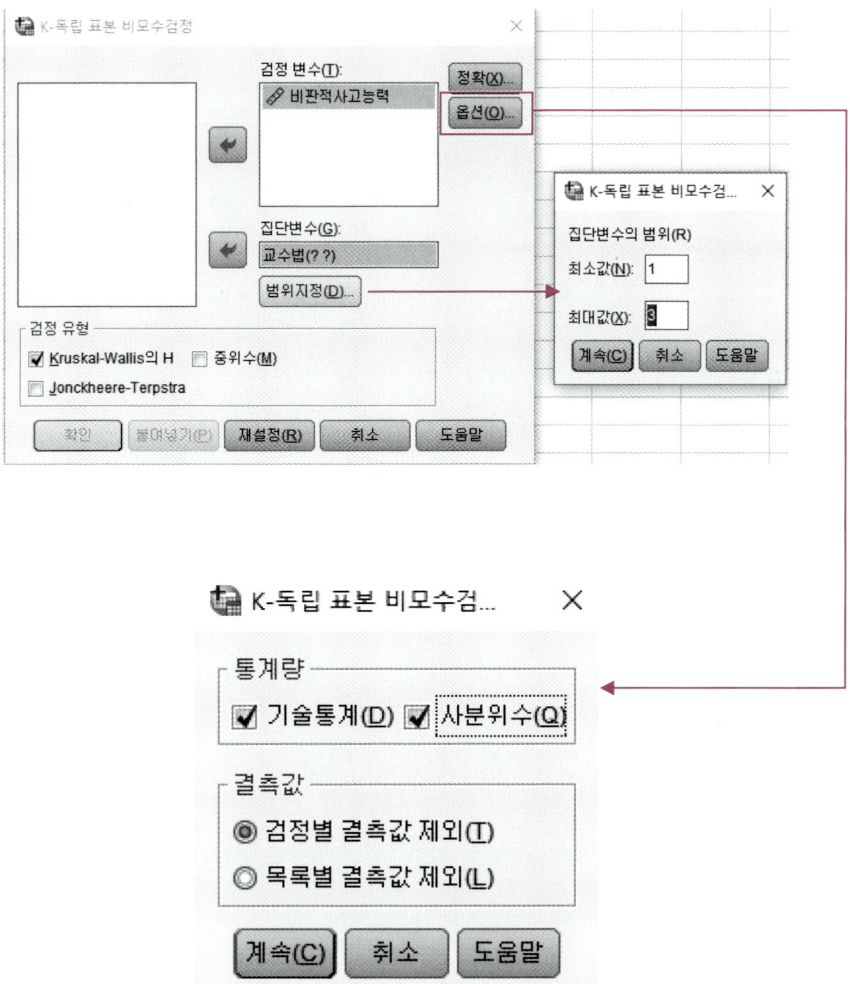

분석결과

순위

	교수법	N	평균 순위
비판적사고능력	강의식	18	15.94
	PBL	15	27.20
	시뮬레이션	19	35.95
	전체	52	

검정 통계량[a,b]

	비판적사고능력
카이제곱	16.668
자유도	2
근사 유의확률	.000

a. Kruskal Wallis 검정

b. 집단변수: 교수법

Kruskal-Wallis 가설 검정

H_0=세 그룹의 크기는 같다.

H_1=세 그룹이 크기가 모두 같지 않다.

$p<.001$이므로 H_0 기각

즉, 크기가 다른 군이 있음

교수법에 따른 세 그룹의 비판적 사고능력 점수는 유의한 차이가 있는 것으로 나타났다($p<.001$)라고 해석한다.

CHAPTER 9

비율을 비교하는 검정: 카이제곱 검정

흡연자와 비흡연자의 폐암발생의 차이를 비교하는 연구를 진행하고 있다. 이때 흡연자 그룹과 비흡연자 그룹의 폐암발생률의 차이를 분석하고자 한다면 어떤 검정을 사용해야 할까?

- ➡ 이 경우 두 그룹 간에 범주형 변수의 비율의 차이를 검정하는 통계방법을 이용해야 한다.
- ➡ 이때 비교하고자 하는 변수가 범주형 변수인지, 분류가 독립적인지 점검한 후 분석방법을 선택한다.

1 카이제곱 χ^2 검정

자료가 연속형 자료인 경우 평균이나 순위합 등을 이용하여 크기를 비교하지만, 범주형 자료인 경우 크기 비교가 불가능하고 비율을 비교하는 검정을 이용한다. 즉, 어떤 변수의 값이 일어날 확률을 비교하는 것이다. 예를 들어 질병의 유무나 성별 등이 해당하며, 또는 연속형 자료를 범주형 자료로 변환하여 사용하는 경우도 있다. 이러한 경우 크기가 아닌 변수의 빈도와 비율의 차이를 비교한다. 이때 사용되는 통계적 방법이 카이제곱 검정이며 교차분석이라고도 한다.

카이제곱 검정은 각 모집단의 속성이 유사한가를 검정하는 동질성 검정 연구와 한 모집단에서 추출한 표본 내에서 두 변수를 관찰하여 두 변수가 서로 관계가 있는지 검정하는 상관성 연구를 위해 사용된다. 즉, 동질성 연구는 연구의 목적상 여러 모집단에서 각각의 표본을 추추하고 상관성 연구에서는 한 모집단에서 하나의 표본을 추출하여 카이제곱 검정을 실시하는 것이 차이점이다.

1 카이제곱 검정의 기본가정

χ^2분포를 사용하는 검정인 카이제곱 검정을 실시할 때 기본가정은 다음과 같다.

① 종속변수가 명명척도이거나 범주형 변수(categorical variable)이어야 한다.

② 각 범주에 포함되어 있는 획득빈도(obtained frequency)와 기대빈도(expected frequency)가 5보다 작은 칸(cell)이 전체 칸 수의 20% 이하여야 한다.

③ 각 칸에 떨어져 있는 도수는 각각 독립적이어야 한다. 즉, 어떤 칸에 해당된 사례는 다른 칸에 해당된 사례와 상관이 없는 독립적 관계이어야 한다.

2 카이제곱 χ^2 검정의 가설

χ^2 검정에서 동질성 연구나 상관성 연구 모두 같은 절차를 밟는다. 그러나 연구의 목적이 다르기 때문에 영가설과 대립가설을 다르게 서술하여야 한다. 동질성 연구의 영가설과 대립가설은 다음과 같다.

H_0: 집단 간 차이가 없다.

H_A: 집단 간 차이가 있다.

상관성 연구의 영가설과 대립가설은 다음과 같다.

H_0: 두 변수 간의 관계가 없다.

H_A: 두 변수 간의 관계가 있다.

가설에 대한 이해를 돕기 위해 예를 들어 설명하면,

흡연이 폐암 발생과 관련이 있는지를 검정하고자 한다면 영가설과 대립가설은 다음과 같다.

H_0: 흡연자와 비흡연자의 폐암 발생 확률은 같다.

H_A: 흡연자와 비흡연자의 폐암 발생 확률은 다르다.

이 연구목적을 수행하기 위하여 유의수준을 .05로 설정하고 폐암 환자모집단에서 30명을 무선적으로 추출하고, 폐암을 진단받지 않은 성인에서 30명을 무선추출하여 흡연 여부를 물은 결과가 <표 9－1>과 같다.

표 9-1 폐암 환자와 건강한 성인의 흡연 여부 결과

		폐암 진단 여부		
		예	아니오	
흡연 여부	흡연	19	10	29
	비흡연	11	20	31
		30	30	60

<표 9－1>에 제시된 것을 교차표라고 한다. 또한 칸(cell)에 나와 있는 도수 19, 10, 11, 20은 연구과정에서 얻은 도수로 획득도수(obtained frequency) 혹은 획득빈도라 한다. <표 9－1>을 보고 통계적 검정을 거치지 않더라도 두 집단 간의 흡연 여부의 차이가 있음을 직감할 수 있다. 그러나 이것을 통계적으로 검정해보자.

3 카이제곱 χ^2 검정 실습

SPSS 실행

<표 9－1>에 제시되어 있는 폐암 그룹과 건강한 그룹의 흡연 여부의 차이를 분석하기 위한 방법은 메뉴에서 **분석** ⇨ **기술통계량** ⇨ **교차분석**을 눌러 교차분석 대화상자를 연다.

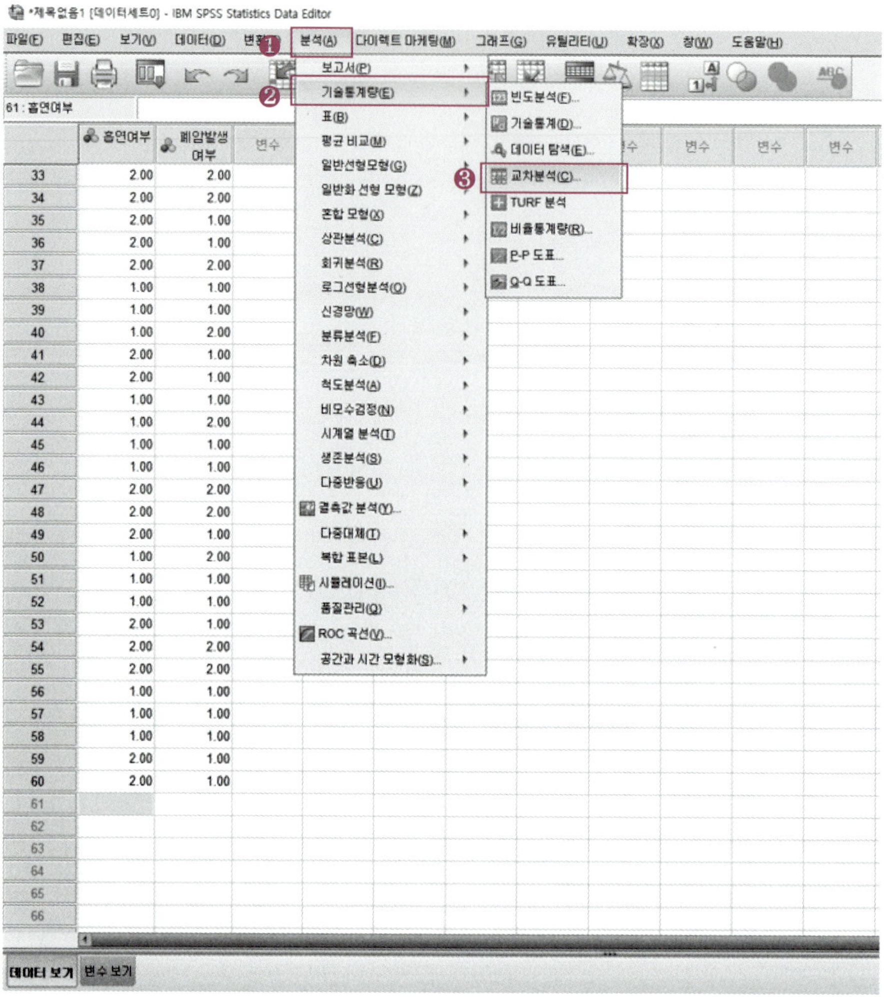

여기서 행에 흡연여부, 열에 폐암발생여부를 지정한 다음,

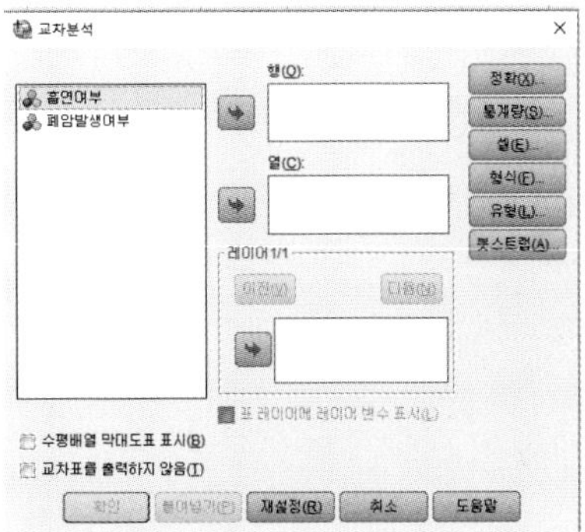

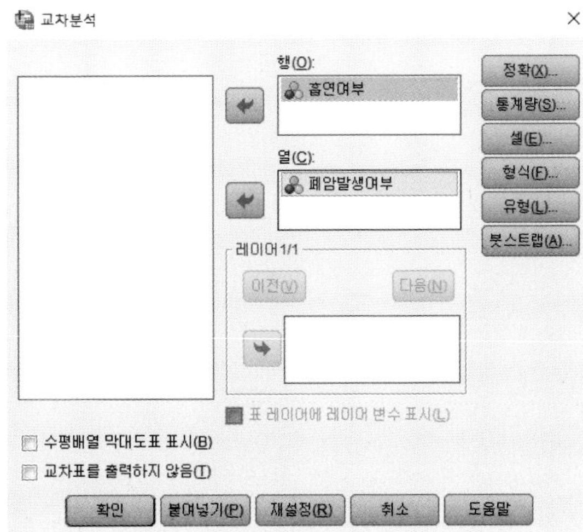

교차분석을 수행할 때, 교차표 외에 통계량을 계산하고자 하는 경우, 교차분석 대화상자에서 [통계량(S)...]을 선택하면 다음과 같은 통계량 대화상자가 열린다. 각각의 통계량 중에서 하나 이상을 선택할 수 있다. [통계량(S)...]을 눌러 통계량 대화상자를 연 다음 카이제곱을 설정하고, [계속]을 누르고

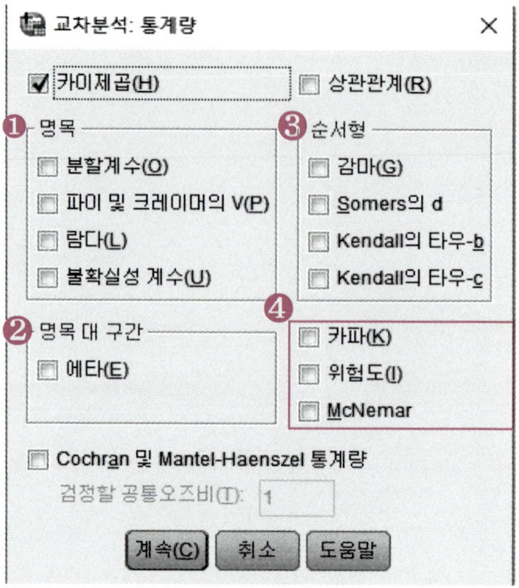

통계량에 대한 설명

–카이제곱(H): Chi–square 검정 통계량 산출

–상관관계(R): Pearson 및 Spearman 상관계수 산출

① 명목: 변수가 명명척도인 경우

- 분할계수(O, contingency coefficient): 둘 이상의 명명변수의 상관계수를 산출
- 파이(Phi) 및 크레이머의 V (P): 0~1의 범위를 가지며, .76~1.0 사이의 값을 가지면 두 변수가 강한 관계를 가지고 있다고 해석
- 람다(L, Lambda): 최빈값에 기초하여 질적변수 간의 관계를 측정. 0~1의 범위를 가지며, 1 에 가까울수록 독립변수가 종속변수 예측에 기여하는 정도가 큰 것을 의미
- 불확실성 계수(U, uncertainty coefficient): 값이 상한값 1에 가까울수록 첫 번째 변수값에서 두 번째 변수값에 대한 정보를 더 많이 얻을 수 있다.

② 명목 대 구간: 한 변수는 명명척도, 다른 변수는 등간척도인 경우

- 에타(E, Eta): 종속변수가 등간척도인 경우에 사용하며, 제곱하면 한 변수에 의하여 설명되는 다른 변수 변화량의 비율이 된다. 이런 면에서 상관계수와 유사

③ 순서형: 변수가 서열척도인 경우

- 감마(G: Gamma): –1~+1의 범위를 가지며, 0 이면 두 변수의 관계가 독립적임을, 양의 값을 가지면 한 변수가 증가할 때 다른 변수도 증가함을 의미
- Somers의 d(S): 일종의 확장된 Gamma값
- Kendall의 타우–b: 서열척도의 경우에 적용되는 등위상관계수로 변수의 관계가 얼마나 일치하는가를 나타낸다. 행과 열의 수가 같은 경우에 사용
- Kendall의 타우–c: 타우–b와 유사하며, 행과 열의 수가 다른 경우에 사용

④ 기타 통계량

- 카파(K: Kappa): 두 변수의 범주가 같을 때의 일치 정도를 나타내며, 관찰자 간 신뢰도 계산에 사용
- 위험도(I: Risk): 2 × 2 교차표에서 상대적 위험도를 나타냄.
- McNemar: 두 개의 대응하는 이분형 변수에 대한 비모수검정으로 사전 · 사후 실험에서 응답의 변화량을 파악하는 데 유용

분할표에 성별에 따른 찬반의 비율을 나타내려면, 셀(E)... 을 누르고 퍼센트에서 열(C)을 선택한다.

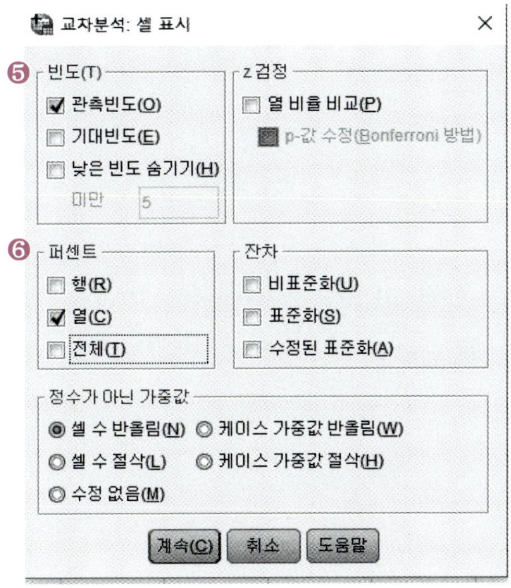

⑤ 빈도(counts)
- 관측빈도(O, observed): 실제 관찰된 사례의 빈도수(기본설정값)
- 기대빈도(E, expected): 영가설하에서 얻을 것이라 기대되는 사례 수
- 낮은 빈도 숨기기: 특정 정수 미만 값 숨기기

⑥ 퍼센트(percentages): 지정된 항목의 백분율 출력
- 행(R, raw): 행의 합에 대한 백분율
- 열(C, column): 열의 합에 대한 백분율
- 전체(T, total): 각 셀의 총합에 대한 백분율
- 잔차(residuals): 모형으로 예측한 값과 관측한 값 사이의 차이
- 비표준화(U): 잔차를 표준화하지 않음
- 표준화(S): 평균 0과 표준편차 1로 표준화한 잔차
- 수정된 표준화(A): 표준오차의 추정값으로 나눈 잔차

그리고 다시 교차분석 대화상자로 돌아와 통계량에서 확인 을 누르면 결과가 출력된다.

분석결과

교차분석 프로시저가 수행된 결과는 다음과 같다. 폐암*흡연 교차표와 카이제곱 검정 결과를 보여 주는데 카이제곱값은 5.406이고, 유의확률은 .020으로 유의수준 .05에서 영가설이 기각되므로 폐암과 흡연은 관련성이 있다고 할 수 있다.

흡연여부 * 폐암발생여부 교차표

			폐암발생여부		
			예	아니오	전체
흡연여부	흡연	빈도	19	10	29
		폐암발생여부 중 %	63.3%	33.3%	48.3%
	비흡연	빈도	11	20	31
		폐암발생여부 중 %	36.7%	66.7%	51.7%
전체		빈도	30	30	60
		폐암발생여부 중 %	100.0%	100.0%	100.0%

카이제곱 검정

	값	자유도	근사 유의확률 (양측검정)	정확 유의확률 (양측검정)	정확 유의확률 (단측검정)
Pearson 카이제곱	5.406[a]	1	.020		
연속성 수정[b]	4.271	1	.039		
우도비	5.491	1	.019		
Fisher의 정확검정				.038	.019
선형 대 선형결합	5.316	1	.021		
유효 케이스 수	60				

a. 0 셀 (0.0%)은(는) 5보다 작은 기대 빈도를 가지는 셀입니다. 최소 기대빈도는 14.50입니다.

b. 2x2 표에 대해서만 계산됨

흡연 여부에 따른 폐암 발생의 차이에 대한 χ^2검정결과, χ^2값이 5.406일 때 유의확률은 .020으로서 유의수준 .05에서 영가설이 기각되었다. 그러므로 흡연 여부에 따라 폐암 발생 여부에 차이가 있다고 결론 내린다.

4 카이제곱 χ^2 검정 분석결과 보고

흡연 여부와 폐암 발생 여부에 대한 차이를 조사한 결과는 <표 9－2>와 같다.

표 9-2 흡연 여부에 따른 폐암 발생 여부의 차이

단위: 명(%)

	폐암 발생 여부			
	예	아니오	전 체	χ^2/p
흡연	19 (63.6)	10 (33.3)	29 (48.3)	5.406/.020
비흡연	11 (36.7)	20 (66.7)	31 (51.7)	
전 체	30 (100.0)	30 (100.0)	60 (100.0)	

폐암 환자의 경우 흡연을 한다고 응답한 사람이 19명으로 전체의 63.6%로 많은 반면 건강한 그룹의 경우 흡연한다고 응답한 사람이 10명으로 전체의 33.3%를 차지하였다.

흡연 여부에 따라 폐암 발생률의 차이가 있는지 알아보기 위하여 χ^2 검정을 실시한 결과, χ^2값은 5.406, 유의확률은 .020으로서 유의수준 .05에서 흡연 여부에 따라 폐암 발생에 유의한 차이가 있다고 할 수 있다.

2 Fisher의 정확검정

χ^2 검정을 하는 데 발생하는 심각한 문제로 각 칸(cell)의 사례 수를 보았을 때 획득빈도가 0 혹은 1로 되어 있는 칸의 수가 많음에도 χ^2 검정을 실시한다는 것이다. 획득빈도가 0과 1이 있는 칸이 많다는 것은 질문에서 필요 없는 범주를 만들어 놓았다는 것으로 분석될 수 있으며, 이는 연구의 이론적 배경이 약하다는 것을 암시하는 것이다. 어떤 범주에 0과 1이 있는 칸은 가능한 한 없어야 좋다.

또한 기대도수를 계산하였을 때 5보다 작은 칸의 수가 전체 칸 수의 20%를 넘지 않아야 χ^2 검정의 기본 가정을 벗어나지 않는다.

기대도수가 5보다 작은 칸의 수가 전체 칸 수의 20%를 넘는 경우는 Fisher의 정확검정을 이용한다.

분석방법은 교차분석과 동일하나 교차분석 대화창에서 **정확(X)** 을 선택한 후 정확검정을 선택한다.

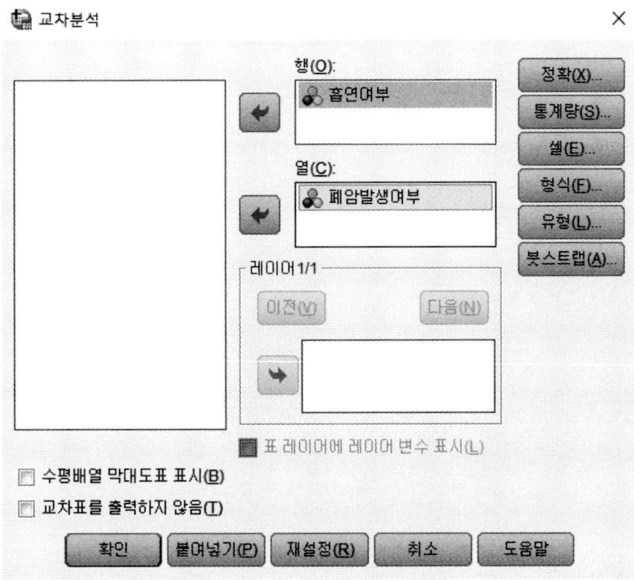

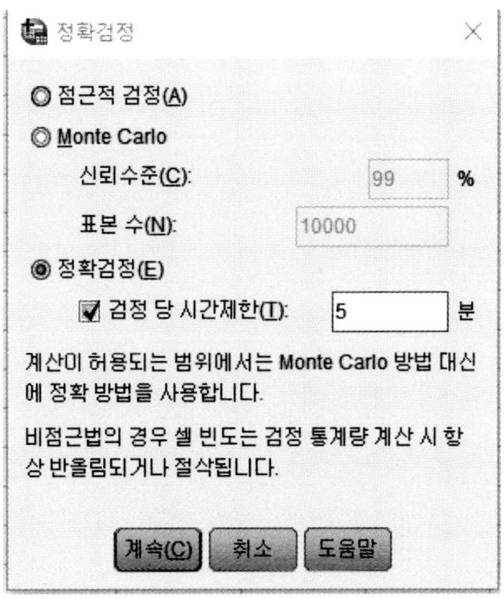

분석결과는 아래와 같이 카이제곱 검정결과와 같은 결과가 출력되는데, 이때 카이제곱 값이 아닌 Fisher의 정확검정 유의확률을 해석한다.

카이제곱 검정

	값	자유도	근사 유의확률 (양측검정)	정확 유의확률 (양측검정)	정확 유의확률 (단측검정)
Pearson 카이제곱	5.406[a]	1	.020		
연속성 수정[b]	4.271	1	.039		
우도비	5.491	1	.019		
Fisher의 정확검정				.038	.019
선형 대 선형결합	5.316	1	.021		
유효 케이스 수	60				

a. 0 셀 (0.0%)은(는) 5보다 작은 기대 빈도를 가지는 셀입니다. 최소 기대빈도는 14.50입니다.

b. 2x2 표에 대해서만 계산됨

CHAPTER 10

두 변수 간의 선형관계 추정: 상관관계(correlation)

- 피어슨 적률상관계수(Pearson correlation coefficient)와 등위상관계수(Spearman rank correlation coefficient, Kendall's tau-b)

두 변수 간의 상관관계를 분석할 때

간호사의 감정노동과 이직 간의 관계에 대한 연구를 진행하고 있다. 감정노동과 이직이 모두 연속형 변수일 경우 간호사의 감정노동 정도에 따라 이직 정도가 어떻게 변화하는지 분석방법은 무엇인가?

➡ 이 경우 연속형인 두 변수 간의 선형관계를 확인하는 통계방법을 사용해야 한다.

➡ 이때 비교하고자 하는 변수의 관계가 선형적인지, 등분산성을 충족하는지, 이상점이 존재하지는 않는지, 자료의 절단은 없는지를 점검한 후 분석방법을 선택한다.

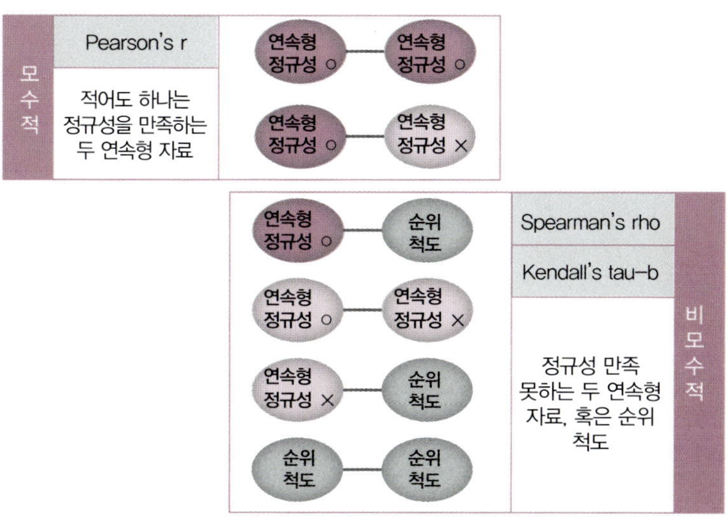

1 피어슨 적률상관계수 (Pearson's correlation coefficient)

상관(correlation)은 두 변수가 변하는 정도이며, 상관계수(correlation coefficient)는 두 변수가 관계되어 있는 정도를 나타내는 지수를 뜻한다. 하나의 변수가 변해 감에 따라 다른 변수가 변하는 정도를 나타내는 지수, 즉 두 변수가 동시에 변하는 정도를 나타내는 지수를 말한다. 한 변수가 변하는 정도는 분산(variance)이고, 두 변수가 변하는 정도는 공분산(covariance)으로 추정한다. 즉, 공분산은 한 변수가 그 평균으로부터 변화할 때 다른 변수가 그 평균으로부터 변하는 정도를 말한다. 변하는 값이 두 변수 모두 같은 방향, 즉 X변수가 증가할 때 Y변수가 증가하든지, X변수가 감소할 때 Y변수도 감소하는 경향을 보이면 정적관계를 나타내며, 그 변화하는 방향이 다르면 부적관계를 나타냄을 알 수 있다. 상관계수는 정적이든 부적이든 공분산의 양과 비례한다. 만약 공분산의 절대값이 크면 상관이 높을 것이고, 공분산 값이 0에 가까우면 상관계수는 0인 것이다. 상관계수의 범위는 -1.0 이상이고 $+1.0$ 이하이며, 완벽한 정적관계가 있을 때, 상관계수는 $+1.0$으로서 X변수가 변할 때 변수는 규칙적으로 같은 방향으로 변함을 말한다. 상관계수가 0이라 하면 X변수가 변할 때 Y변수가 전혀 변하지 않고 상수로 존재하든가, 그렇지 않으면 Y변수가 같은 방향 혹은 다른 방향으로 불규칙하게 변할 때를 말한다. 모수치에 의한 상관계수는 ρ(rho)로 표기하고, 통계치에 의한 표현은 r로 표기하며, 상관계수에 대한 언어적 표현은 <표 10－1>과 같다.

표 10-1 상관계수에 따른 상관계수의 언어적 표현

상관계수 범위	상관관계의 언어적 표현
.00 ~ .20	상관이 매우 낮다.
.20 ~ .40	상관이 낮다.
.40 ~ .60	상관이 있다.
.60 ~ .80	상관이 높다.
.80 ~ 1.00	상관이 매우 높다.

상관계수는 지역독립성(location-free)과 척도독립성(scale-free)이라는 두 가지 특성을 지닌다. 지역독립성은 두 변수에 일정한 값을 규칙적으로 더하거나 빼도 상관계수는 변하지 않는다는 것이고, 척도독립성은 어떤 값을 규칙적으로 각기 두 변수에 곱하거나 나누어 주어도 상관계수는 변하지 않는다는 것이다.

단, 상관은 두 변수 간의 관계만을 의미하는 것으로 어떤 변수는 원인을 제공하고 어떤 변수는 영향만을 받는 원인과 결과, 즉 인과관계로 해석해서는 안 된다. 물론 실험통제가 완벽한 상황에서 한 변수가 다른 변수에 영향을 주는 원인이 될 수는 있으나 일반적으로 상관은 상호작용을 의미한다.

1 피어슨 적률상관계수의 가정

상관분석을 위한 기본 가정은 다음과 같다.

- 두 변수 X와 Y는 선형적인 관계를 가져야 한다.
- X변수의 각 점수에 대응하는 Y 점수의 분산과 Y변수의 각 점수에 대응하는 X 점수의 분산이 동일해야 한다.
- X와 Y의 측정치는 최소한 등간척도 수준이다.

이 기본 가정을 충족시킬 때 두 변수 간의 상관관계를 분석할 수 있다. 표본 수가 30 이상이거나 두 연속형 변수 중 하나는 정규성을 가질 경우 모수적 상관분석인

Pearson 적률상관계수를 구할 수 있다. 표본 수가 적고 정규분포를 가정할 수 없는 연속형 자료들 간의 관계를 분석하거나 순위척도를 분석에 포함하는 경우에는 Spearman 등위상관계수나 Kendall의 타우 등 비모수적 상관분석을 사용해야 한다.

1 선형성 확인

상관계수는 두 변수의 관계가 선형성(linearity)을 충족해야 하며, 이는 산포도를 그려서 확인할 수 있다. [그림 10－1]의 (a), (b)와 같이 X변수가 증가할 때 Y변수가 계속적으로 증가하든지 혹은 계속적으로 감소하는 경향성을 나타내어야 한다. [그림 10－1]의 (c), (d)와 같이 X변수가 증가함에 따라 Y변수도 증가하다가 어느 지점을 기점으로 감소하거나 X변수가 증가함에 따라 Y변수가 감소하다가 증가하는 곡선형성(curve-linearity)을 유지하는 경우 두 변수의 관계를 상관계수만으로 해석해서는 안된다. 곡선형 관계에 있는 두 변수의 관계를 상관계수에 의하여 분석하면 매우 낮은 상관이나 거의 0의 상관을 갖으나 상관계수에 의하여 상관이 낮거나 없다는 결론보다는 X변수의 어느 지점까지는 부적상관을 유지하다 어느 지점부터는 정적상관을 지닌다고 구체적으로 해석하는 것이 타당할 것이다. 즉, 두 변수 간에 선형성이 존재하지 않는다면 자료 변화의 경향성에 비추어 세밀하게 해석하여야 한다.

그림 10-1 산포도를 통한 선형성 확인

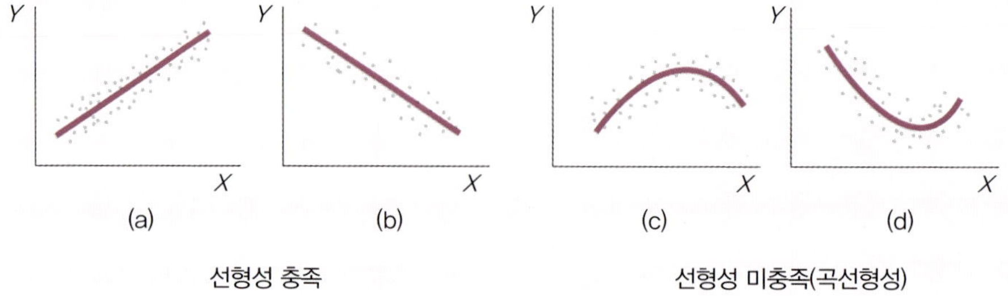

2 등분산성 확인

등분산성(homoscedastic)은 두 변수를 대표하는 직선을 그었을 때 독립변수의 어떤 지점에서도 종속변수의 흩어진 정도가 같은 것으로, X변수가 변화할 때 Y변수의 흩어진 정도가 거의 같은 정도를 유지하고 있음을 말한다. 상관연구 시 산포도를 통해 두 변수가 등분산성의 가정을 충족시키는지 확인해야 한다. 등분산성 미충족 시 상관관계가 매우 낮게 나오게 된다.

그림 10-2 산포도를 통한 등분산성 확인

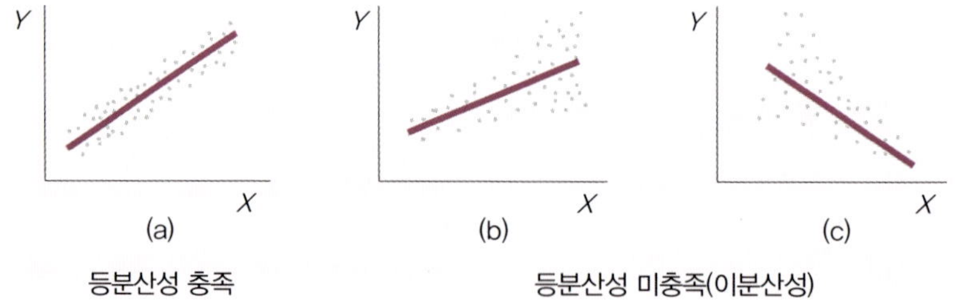

3 이상점 확인

이상점(outlier)은 크기 n인 표본에서 아주 특별히 큰 값이나 아주 작은 관측값으로 분리점 또는 국외자로도 표현된다. 상관분석에서의 이상점은 X변수와 Y

변수의 두 변수가 갖는 값의 경향성이 있으나 그와 같은 경향에서 매우 동떨어진 값으로 상관계수에 막대한 영향을 미친다. 두 변수의 관계가 이상점에 의해 변화되는 것은 상관연구에 있어서 바람직하지 않으므로 산포도를 그려 이상점 여부를 확인하고 이상점의 자료가 의미가 있는지를 심각하게 고려하여야 한다.

그림 10-3 산포도를 통한 이상점 확인

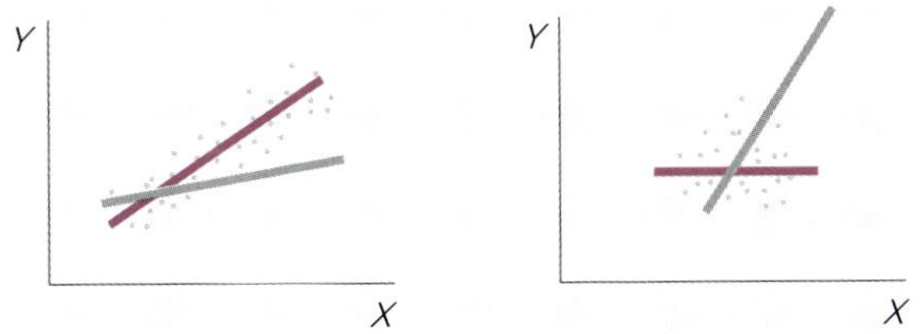

(a) 이상점으로 인해 상관계수가 낮아지는 경우

(b) 이상점으로 인해 상관계수가 높아지는 경우

4 자료절단 여부 확인

자료절단(truncation)은 X변수 혹은 Y변수의 범위가 제한되었을 때 발생하며, 자료의 특성상 두 변수 중 한 변수이든 혹은 두 변수 모두이든 변수들이 절단되었을 때 상관계수의 해석에 주의를 기울여야 함을 의미한다. 절단된 자료로 상관연구를 할 경우 자료가 절단되지 않았다면 보다 높은 상관계수가 나올 수 있으므로 상관분석에 앞서 산포도를 그려 자료의 절단 여부를 확인해야 한다.

그림 10-4 자료절단에 의한 상관계수 변화

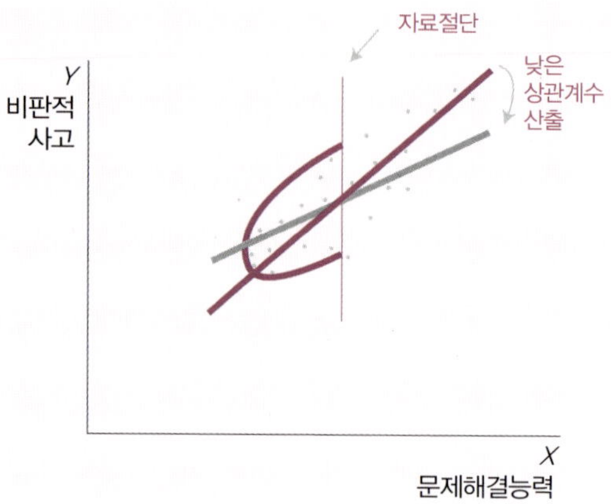

2 상관분석의 가설

상관분석의 가설에 대한 이해를 위하여 앞서 제시된 예를 들어 설명하자면, 연구자가 간호사의 감정노동과 이직 의도의 관계를 확인하고자 할 때 이 연구를 위한 서술적, 통계적 가설로 영가설과 대립가설은 다음과 같다.

가설	서술적 가설	통계적 가설
H_0	간호사의 감정노동과 이직 의도는 상관관계가 없다.	$\rho=0$
H_1	간호사의 감정노동과 이직 의도는 상관관계가 있다.	$\rho\neq0$

3 Pearson 적률상관계수 실습

※ 예제: 200명의 간호사를 대상으로 감정노동과 이직 의도를 측정하였다. 감정노동 정도와 이직 의도의 상관관계를 구하라

SPSS 실행

1 산포도 그리기

상관연구를 위한 기본 가정으로 선형성, 등분산성, 이상점의 존재 여부, 자료의 절단 여부를 확인하기 위해 산포도를 그려서 연구의 자료가 상관연구를 위한 기본 가정을 충족하고 있는지는 점검한다.

[1] 메뉴에서 ① 그래프(G) ⇨ ② 레거시 대화상자(L) ⇨ ③ 산점도/점도표(S)... 를 선택한다.

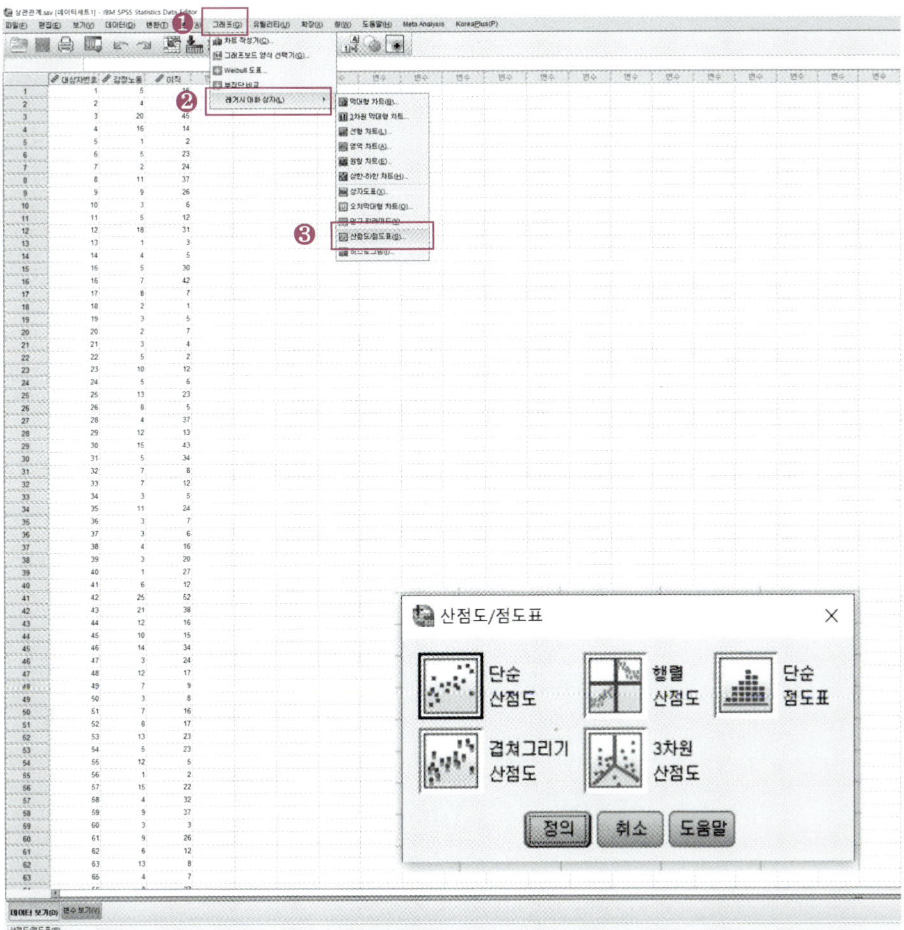

[2] 산점도/점도표 대화상자에서 ① 단순 산점도에서 **정의** 를 클릭한 후 ② 'X − 축(X)'에 해당하는 변수(감정노동)와 'Y − 축(Y)'에 해당하는 변수(이직)를 각각 지정하고 ③ **확인** 을 누른다.

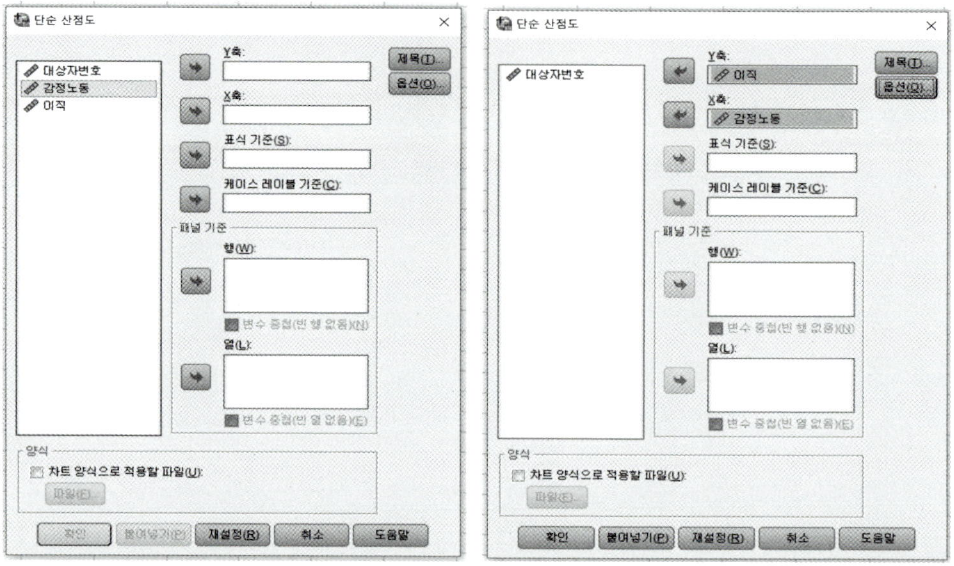

[3] 분석결과, 간호사 200명의 감정노동과 이직 점수의 산포도는 다음과 같으며, 선형성과 등분산성이 충족되었고, 이상점이 없으며, 자료가 절단되지 않았음을 확인할 수 있다.

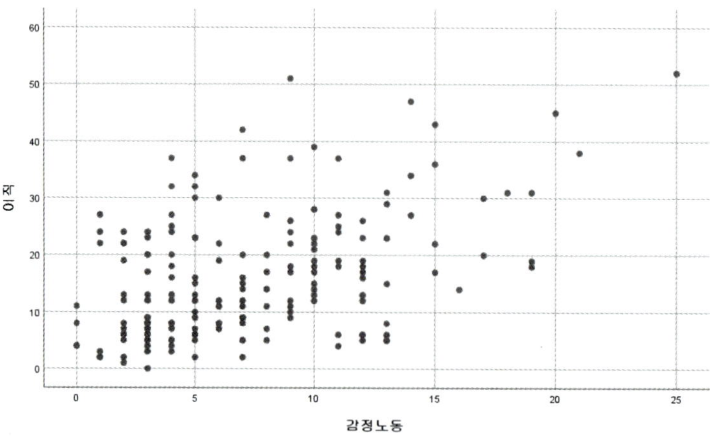

2 상관관계 분석

[4] 상관계수를 구하기 위해

① **분석(A)** ⇨ ② **상관분석(C)** ⇨ ③ **이변량상관계수(B)...** 를 선택한다.

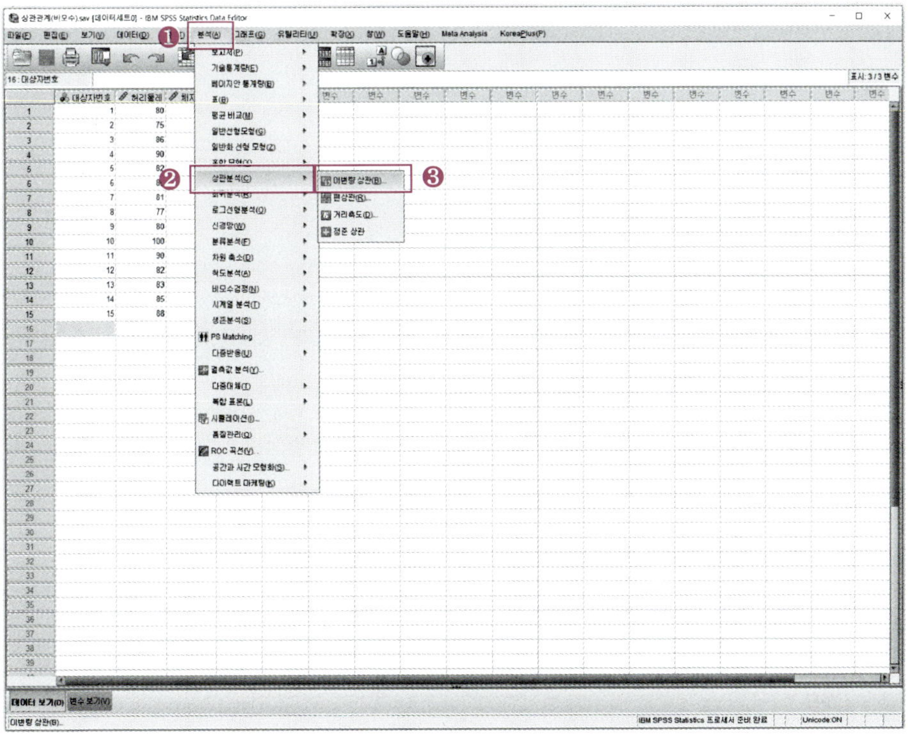

[5] 이변량 상관계수 대화상자에서 ① 변수(V)에 상관계수를 구할 변수(감정노동, 이직)를 지정하고 ② 유의성 검정의 양측(T), 유의한 상관계수 플래그(F)를 선택하고 ③ [확인]을 클릭한 후 결과를 기다린다.

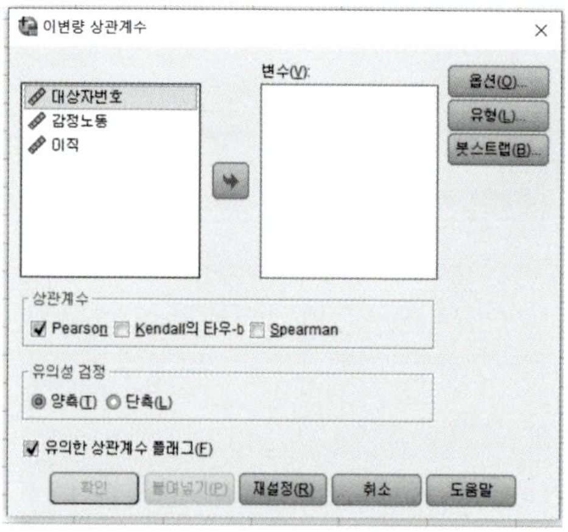

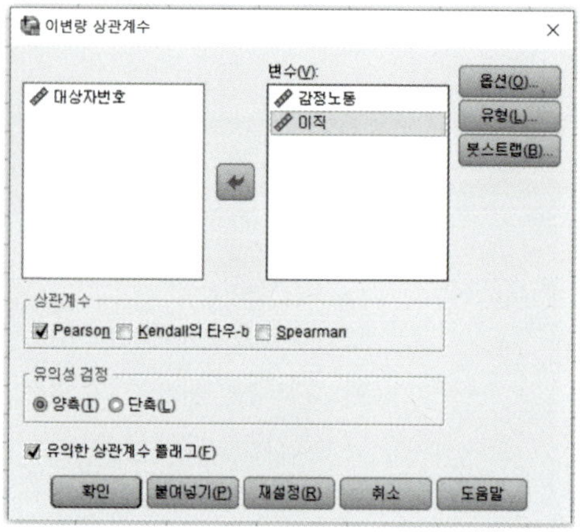

- 유의성 검정
  - 양쪽(T): 양방적 검정으로 상관관계의 방향을 지정하지 않은 경우(기본설정값)
  - 한쪽(L): 일방적 검정으로 상관관계의 방향을 지정한 경우
- 유의한 상관계수 플래그(F): 유의수준 .05에서 유의할 경우 별표 한 개(*), 유의수준 .01에서 유의할 경우 별표 두 개(**)가 상관계수 오른쪽 위에 표시됨(기본설정값)

분석결과

간호사 200명을 대상으로 한 감정노동 점수와 이직 의도 점수의 상관계수는 .493이며, 상관계수의 유의성 검정 실행 결과, 유의수준 .01에서 '감정노동 점수와 이직 의도 점수의 상관관계는 0이다'라는 영가설을 기각하므로 두 변수 간에 유의한 상관이 있음을 알 수 있다.

기술통계량

	평균	표준화 편차	N
감정노동	7.17	4.716	200
이직	15.98	10.693	200

상관관계

		감정노동	이직
감정노동	Pearson 상관	1	.493**
	유의확률 (양측)		.000
	N	200	200
이직	Pearson 상관	.493**	1
	유의확률 (양측)	.000	
	N	200	200

**. 상관관계가 0.01 수준에서 유의합니다(양측).

분석결과 보고

간호사의 감정노동 점수와 이직 점수 간의 상관분석 결과는 다음 표와 같다.

표 10-2 간호사의 감정노동과 이직 간의 상관계수(N=200)

	이직 의도
감정노동	.493**

** $p<.01$

간호사의 감정노동과 이직 의도 간의 상관계수는 .493로서 상관이 있으며 유의수준 .01에서 통계적으로 유의하였다. 즉 간호사의 감정노동 정도가 높을수록 이들의 이직 의도가 높은 것으로 정적 상관관계가 통계적으로 유의하다고 해석할 수 있다.

2 등위상관계수 (Spearman rank correlation coefficient, Kendall's tau-b)

1 등위상관계수의 가정

선형성, 등분산성, 척도의 수준 등 상관분석을 위한 기본 가정의 일부가 미충족되었을 때 비모수 상관분석인 Spearman 등위상관계수(Spearman rank correlation coefficient)나 Kendall의 타우(Kendall's tau-b)를 사용한다. 즉, 표본 수가 적고 정규분포를 가정할 수 없는 연속형 자료들 간의 관계를 분석하거나 서열척도를 분석에 포함하는 경우가 이에 해당한다. 등위상관분석에서는 짝지어진 두 변수를 각각 순위를 매긴 뒤 그 순위의 차를 통해 두 변수의 상관관계를 검정한다. 짝지어진 두 변수의 순서가 완전히 같으면 순위차는 모두 0이고 rho 값이 1이 된다. 하지만 비모수 상관분석에서는 원자료의 값이 모두 제거되고 순위 정보만 분석에 사용되므로 두 변수 간의 선형성이 아니라 X변수가 증가할 때 Y변수도 증가하는 경향이 있느냐 하는 상관성만을 확인할 수 있다.

2 등위상관분석의 가설

등위상관분석의 가설에 대한 이해를 위해 중·노년 대상자의 허리둘레와 체지방률의 관계를 확인하고자 할 때 이 연구를 위한 서술적, 통계적 가설로 영가설과 대립가설은 다음과 같다.

가설	서술적 가설	통계적 가설
H_0	중노년 대상자의 허리둘레와 체지방률은 상관관계가 없다.	$\rho=0$
H_1	중노년 대상자의 허리둘레와 체지방률은 상관관계가 있다.	$\rho\neq0$

3 Spearman 등위상관계수 실습

※ 예제: 15명의 중 · 노년 대상자의 허리둘레와 체지방률에 대한 자료가 다음과 같다. 허리둘레와 체지방률 등위 간의 상관을 구하라

SPSS 실행

[1] 등위상관계수를 구하기 위해

① 분석(A) ⇨ ② 상관분석(C) ⇨ ③ 이변량상관계수(B)... 를 선택한다.

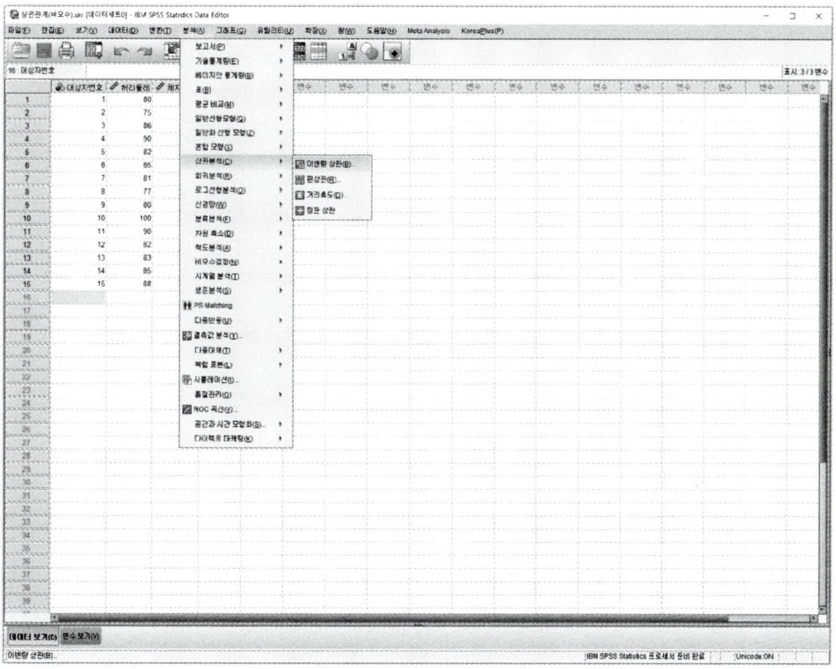

[2] 이변량 상관계수 대화상자에서 ① 변수(V)에 상관을 알아보고자 하는 변수(허리둘레, 체지방률)를 지정하고 ② 상관계수에서 Spearman을 선택하고 ③ 유의성 검정의 양측(T), 유의한 상관계수 플래그(F)를 선택한다.

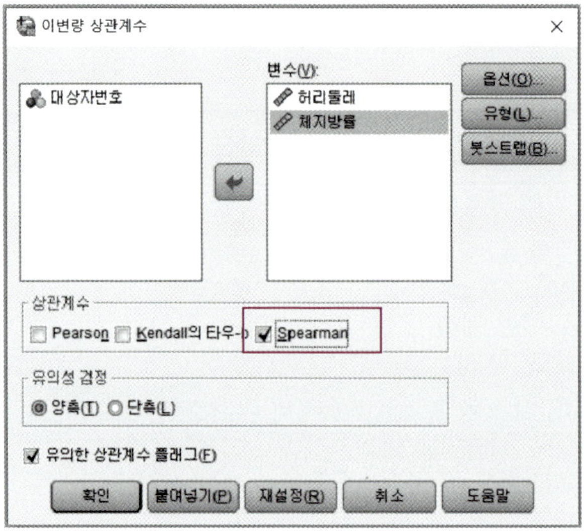

▸ Kendall's tau-b 산출 시 이변량 상관계수 대화상자에서 상관계수 중 Kendall의 타우-b를 선택한다.

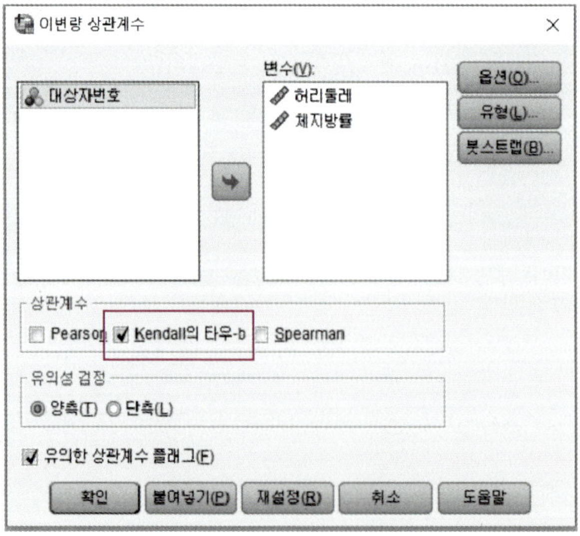

[3] 이변량 상관계수 대화상자에서 ① 원하는 옵션을 선택하고 ② 계속(C) 을 누른 후 ③ 확인 을 클릭하면 분석결과가 SPSS 출력결과로 출력된다.

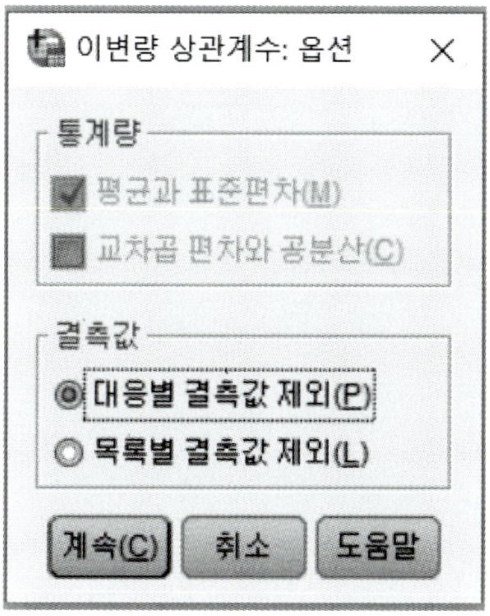

분석결과

상관관계

			허리둘레	체지방률
Spearman의 rho	허리둘레	상관계수	1.000	.818**
		유의확률 (양측)	.	.000
		N	15	15
	체지방률	상관계수	.818**	1.000
		유의확률 (양측)	.000	.
		N	15	15

**. 상관관계가 0.01 수준에서 유의합니다(양측).

중·노년 대상자의 허리둘레와 체지방률 간의 Spearman의 등위상관계수는 .818이었고, 유의확률이 .000로 유의수준 .01에서 유의하다. 상관의 수준이 .818로 허리둘레와 체지방률 간의 등위 사이의 일치도는 높은 편이라고 해석할 수 있다.

분석결과 보고

중·노년 대상자의 허리둘레와 체지방률 간의 상관분석 결과는 다음과 같다.

표 10-3 중노년 대상자의 허리둘레와 체지방률의 등위상관계수(n=15)

	체지방률
허리둘레	.818**

** $p < .01$

중·노년 대상자의 허리둘레와 체지방률 간의 상관관계는 유의수준 .01에서 유의하며, Spearman's rho = .818로 상관이 매우 높았다.

CHAPTER 11

두 변수 간의 선형관계 추정: 단순회귀분석(simple regression analysis)

독립변수와 종속변수의 선형관계를 하나의 회귀선으로 표현할 때

폐경기 여성의 기억장애에 영향을 미치는 변수에 대한 연구를 진행하고 있다. 연속형 변수인 일상생활 스트레스가 인지기능을 어떻게 예측하는지 확인하는 분석방법은?

➡ 이 경우 모두 연속형인 독립변수가 종속변수를 어떻게 예측하는지 확인하는 통계분석방법을 사용해야 한다.

➡ 이때 독립변수와 종속변수의 관계가 선형인지, 오차항이 독립적인지, 오차항이 정규분포 하는지, 오차항의 분산이 같은지를 있는지를 점검해야 한다.

1 정의와 기본가정

회귀분석(regression analysis)은 하나의 종속변수에 영향을 주는 변수가 무엇이고, 그 변수 중 가장 큰 영향을 미치는 변수가 무엇인지, 또 종속변수를 설명해줄 수 있는 가장 적합한 모형이 무엇인지를 확인하는 통계적 방법으로 상관계수에 기초한다. 회귀분석은 종속변수가 양적변수이고 독립변수는 양적 또는 질적변수일 때 사용할 수 있다.

모형설정, 모형추정, 모형진단의 단계를 거치는 회귀분석을 통해 독립변수와 종속변수 간의 선형식을 구하여 독립변수의 값이 주어졌을 때 종속변수의 값을 예측하고, 종속변수에 대한 독립변수의 영향력을 분석할 수 있으며, 자료에 가장 적합한 모형을 선택하게 된다. 독립변수가 하나인 경우를 단순회귀분석(simple regression analysis), 독립변수가 여러 개인 경우 중다회귀분석(multiple regression analysis)이라고 한다.

회귀분석을 위한 기본 가정은 다음과 같다.

- 독립변수와 종속변수는 선형관계에 있다(선형성).
- 모든 독립변수의 값에서 종속변수는 정규분포를 이룬다(오차항의 정규성).
- 개별 잔차들은 상호 독립적이다(오차항의 독립성).
- 모든 독립변수의 값에서 종속변수의 분산은 동일하다(오차항의 등분산성).

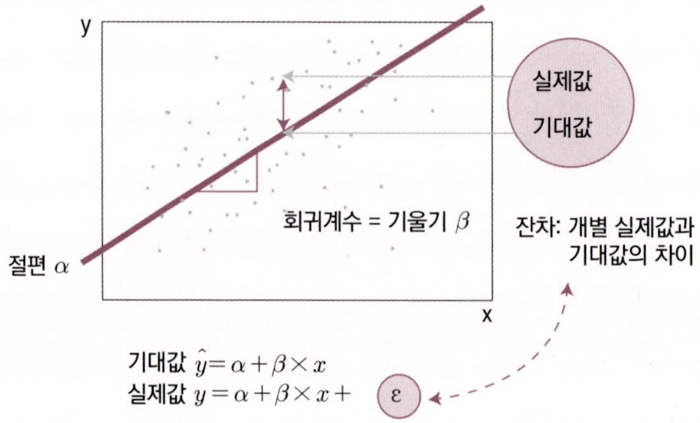

2 기본 원리

1 모형

단순회귀분석은 하나의 독립변수(X)와 종속변수(Y) 간의 선형적 관계를 가정하는 것으로 다음과 같이 표현된다.

$$\widehat{Y}_i = \beta_0 + \beta_1 X_i + \varepsilon_i$$

β_0 : $X_i = 0$일 때 Y_i의 기대값(회귀상수, 절편)

β_1 : 모집단의 회귀계수(회귀선의 기울기)

⇒ 종속변수에 영향을 미치는 독립변수의 효과

ε_i : X_i 에 의해 설명되지 않는 오차

$\varepsilon_i \sim N(0,\ \sigma^2)$

⇒ 가정 : 정규성, 선형성, 등분산성, 상호 독립성

회귀분석에서는 Y의 실제값과 독립변수를 통해 예측된 $\widehat{Y}$ 사이의 차이를 최소화하는 최소자승화의 원리에 의해 오차의 제곱합이 최소가 되게 하는 절편(β_0)과 회귀계수(β_1)를 추정하여 회귀식을 산출한다.

독립변수와 종속변수의 상관관계 연구를 위한 기본 가정인 선형성, 등분산성, 이상점 유무, 자료절단 여부 등을 검정하기 위해 산포도를 그린다. 산포도를 통해 상관분석을 위한 기본가정이 충족되었다면, 산포도에 나타나는 점들을 대표하는 직선을 그릴 수 있다. 상관계수가 1.0이라면 자료를 대표하는 직선을 그었을 때 모든 점은 직선

위에 위치하게 되고, 상관계수가 1.0이 아닐 때는 점들이 직선을 중심으로 흩어져 있게 된다.

회귀선(regression line)은 산포도에 나타난 모든 점을 대표하는 직선으로, 산포도에 있는 모든 점이 이 직선으로 회귀하기 때문에 회귀선이라 명명되었다. 회귀선도 기울기와 절편으로 표시하며 다음의 회귀등식(regression equation)과 같다.

$$\widehat{Y}_i = \beta_0 + \beta_1 X$$

β_0는 절편으로 X변수가 0일 때의 Y값을 나타내고, β_1는 기울기로 X변수가 변할 때 Y변수의 변하는 정도를 의미한다. 단순회귀분석의 회귀선은 직선이기 때문에 X변수가 1단위 증가할 때 Y변수가 얼마나 증가하는가를 추정할 수 있다. 하지만 X변수와 Y변수가 각각 다른 척도일 때는 측정단위가 다르므로 X변수의 변화량에 따른 Y변수의 변화량만 가지고 계산할 수 없게 된다. 측정의 단위가 다르기 때문에 X변수가 변하는 절대량에 따라 Y변수가 변하는 정도를 가지고 기울기를 추정할 수 없는 것이다. 그러므로 X변수의 변화하는 정도를 나타내는 X변수의 표준편차 s_X와 Y변수의 변화 정도를 나타내는 Y변수의 표준편차 s_Y를 고려하여야 한다. 두 변수가 상관계수 1.0인 완벽한 상관관계에 있다면 모든 점이 이 회귀선상에 있으므로 두 변수를 대변하는 회귀선의 기울기는 s_Y/s_X로 추정할 수 있다. 두 변수의 관계가 완벽하지 않을 때는 산포도에 나타난 점들이 회귀선상에 있는 것이 아니라 흩어져 있으므로 흩어진 정도인 상관계수를 고려해야 회귀선의 기울기를 구할 수 있다. 이 상관계수를 회귀계수(regression coefficient)라고 한다.

2 회귀식의 통계적 유의성

Y의 총변화량은 회귀식에 의해 설명되는 변화량과 회귀식에 의해 설명되지 않는 변화량의 합과 같으며 다음과 같이 표현된다.

$$\sum(Y_i - \overline{Y})^2 = \sum(\widehat{Y}_i - \overline{Y})^2 + \sum(Y_i - \widehat{Y})^2$$

$$SS_T \quad = \quad SS_R \quad + \quad SS_E$$

SS_T : Y의 총편차 제곱합
SS_R : 회귀식에 의해 설명되는 변화량(회귀편차제곱합)
SS_E : 회귀식에 의해 설명되지 않는 변화량(잔차제곱합)

단순회귀분석의 분산분석표는 다음과 같다.

분산원	제곱합	자유도	평균제곱(MS)	F	R^2
회귀(설명된 변화량)	SS_R	1	$SS_R/1$	MS_R/MS_E	SS_R/SS_T
잔차(설명되지 않은 변화량)	SS_E	n–2	$SS_E/n-2$		
전체(총변화량)	SS_T	n–1			

SS_T는 총편차제곱합(sum of squares of total deviation)으로, Y변수의 총변화량을 계산하기 위해 편차를 모두 합하면 항상 0이 되므로 얻어진 각 Y에서 $\overline{Y}$값을 뺀 편차를 제곱한 후, 그 수를 모두 더해서 구한다. 이는 총편차자승화, 총변동(total variation), 또는 총변화량으로 불리기도 한다.

회귀식의 통계적 유의성을 검정하기 위한 가설은 H_0: β_1=0 으로, 영가설이 기각되었을 때 다음과 같이 해석할 수 있다.

- X는 Y를 예측하는 데 유용한 정보를 제공한다.
- X와 Y 간에는 선형적인 관계가 포함되어 있으나 더 적합한 곡선모형이 존재할 수 있다.

결정계수(coefficient of determination)는 회귀식의 적합성을 판단하기 위한 기준으로, 변수의 총변화량을 각 변수의 변화량이 얼마만큼 설명하고 있는가, 즉 총변화량에 대한 설명된 변화량의 비율로, R^2으로 표기한다. X변수와 Y변수의 상관계수가 1.0이라면, Y변수가 X변수를 완벽히 예견한다는 것으로 Y변수의 총변화량을 X변수가, X변수의 총변화량을 Y변수가 모두 완벽하게 설명함을 말한다. 즉, 총변화량에는 설명된 변화량만이 존재하고 설명되지 않은 변화량은 없음을 말한다. 반대로 상관계수가 0이라면, 회귀선에 의해 전혀 설명이 되지 않으므로 총변화량은 설명되지 않은 변화량만으로 되어 있음을 알 수 있다. 즉, 결정계수는 종속변수에 대한 독립변수의 설명력의 크기를 나타내며, 종속변수의 총분산 중에서 회귀식으로 설명되는 분산 비율을 의미한다. 결정계수의 값이 1에 가까울수록 독립변수의 설명력이 크고, 추정된 회귀식이 자료에 적합함을 의미한다.

3 단순회귀분석 실습

※ 분석실습예제: 폐경기 여성의 일상생활 스트레스가 인지기능에 유의한 영향을 미치는지 확인하라.

SPSS 실행

1 산포도 작성

단순회귀분석은 선형회귀분석으로 독립변수와 종속변수가 선형관계에 있어야 성립되므로 산포도를 그려 선형성을 검정한다.

[1] 메뉴에서 ① 그래프(G) ⇨ ② 레거시 대화상자(L) ⇨ ③ 산점도/점도표(S)... 를 선택한다.

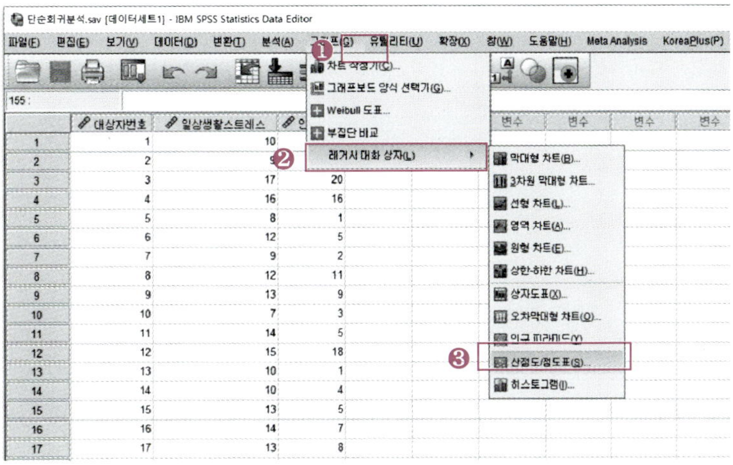

[2] 산점도/점도표 대화상자에서 ① 단순 산점도에서 [정의]를 클릭한 후 ② 'X－축(X)'에 해당하는 변수(일상생활스트레스)와 'Y－축(Y)'에 해당하는 변수(인지기능)를 각각 지정하고 ③ [확인]을 누른다.

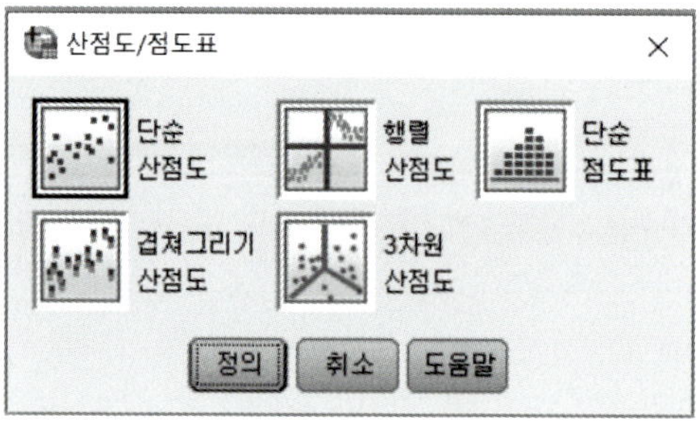

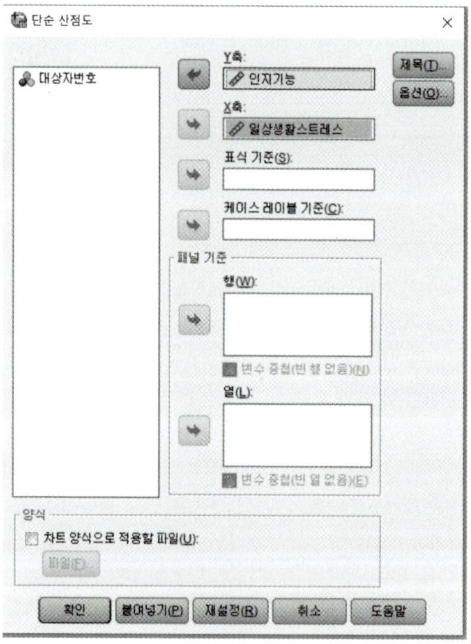

[3] ① 출력결과에서 산포도를 더블클릭하여 도표 편집기 대화상자를 연 다음 ② **요소(M)** ⇨ ③ **전체 회귀선 적합(F)** 을 선택한다.

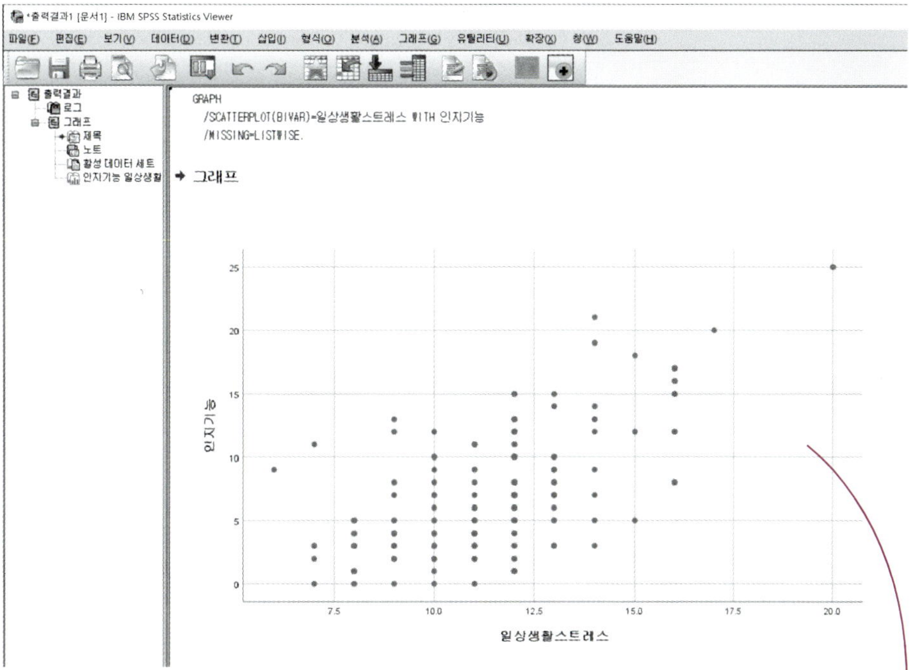

그래프

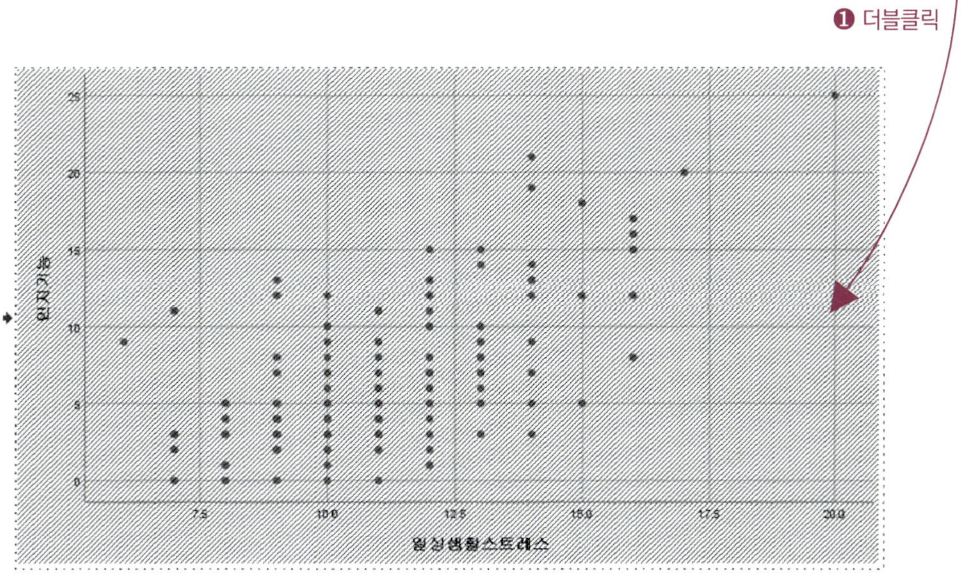

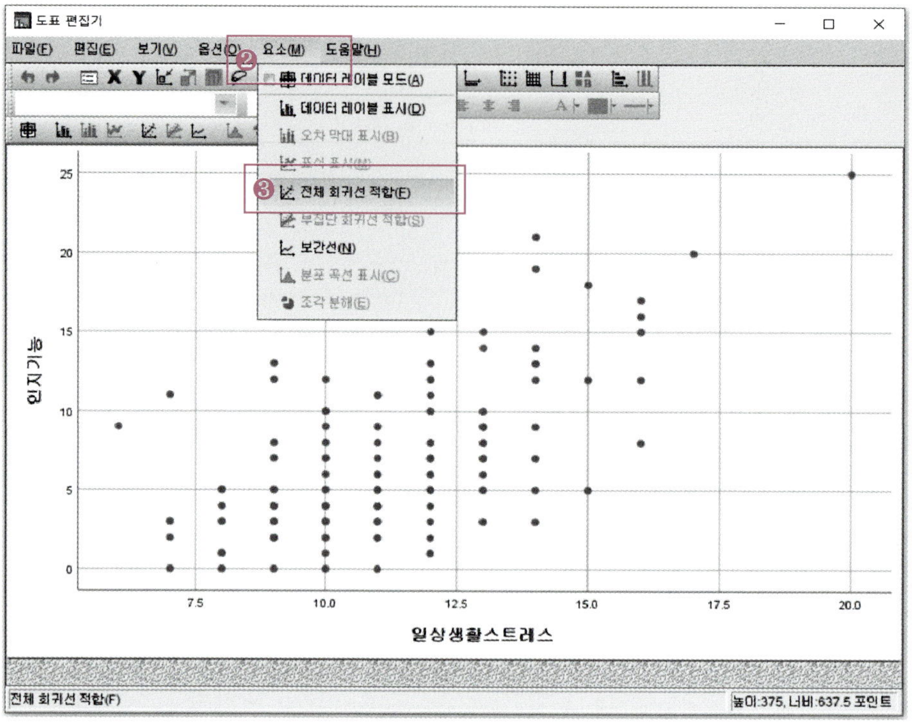

[4] 회귀선과 결정계수가 표시된 출력결과를 확인한다.

그래프

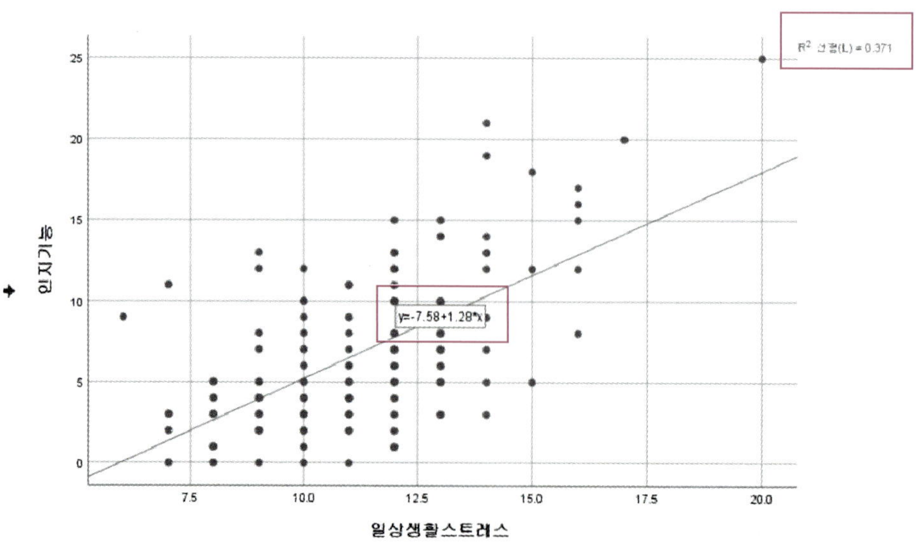

2 단순회귀분석

[5] 메뉴 중 ① **분석(A)** ⇨ ② **회귀분석(R)** ⇨ ③ **선형(L)...** 을 선택한다.

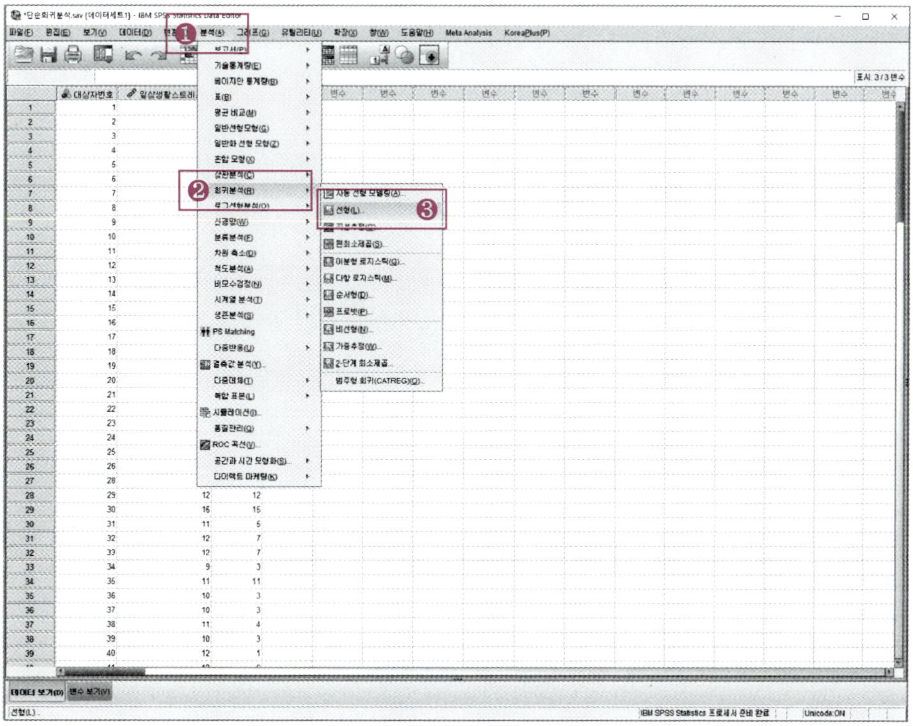

[6] ① 종속변수에 인지기능을, ② 독립변수에 일상생활스트레스를 각각 이동시키고

③ **통계량(S)...** 을 선택한다.

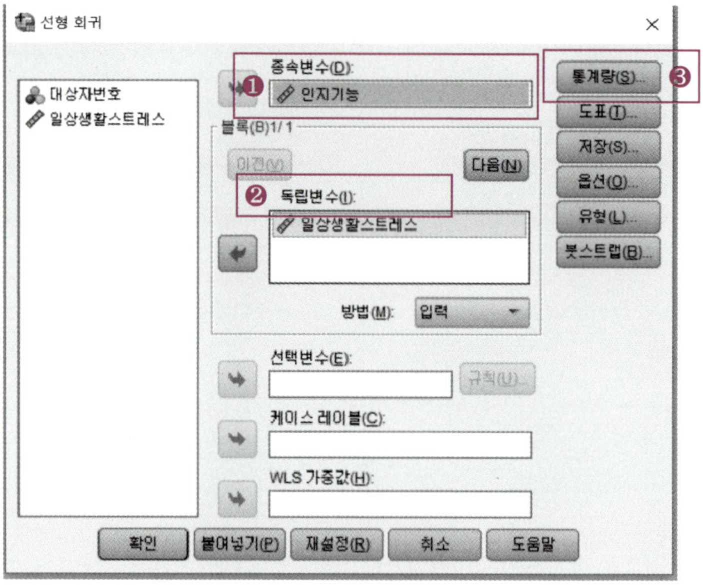

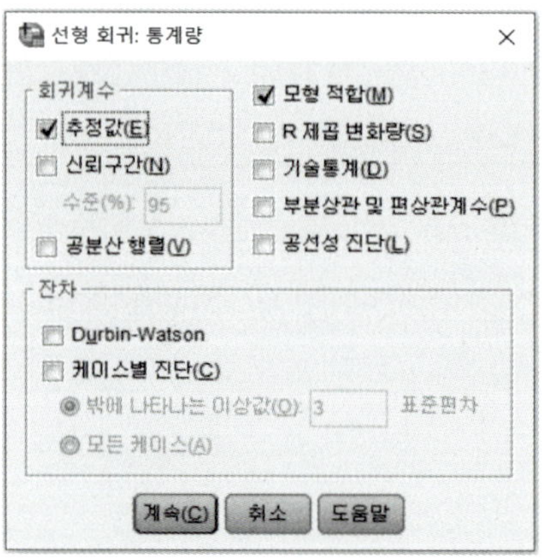

- 모형적합(M): 다중 R, R^2, 수정된 R^2, 표준오차, 분산분석표 등을 제공(기본설정값)

■ 잔차

- Durbin-Watson: 잔차의 독립성에 대한 Durbin-Watson 검정과 잔차 및 예측값에 대한 요약 통계량 표시
- 케이스별 진단(C): 이상점을 나타내는 케이스를 진단하기 위한 것으로서 선택 기준(n 표준편차를 넘는 이상값)에 해당하는 케이스 제시

[7] 선형 회귀 대화상자에서 옵션(S)... 을 클릭한다.

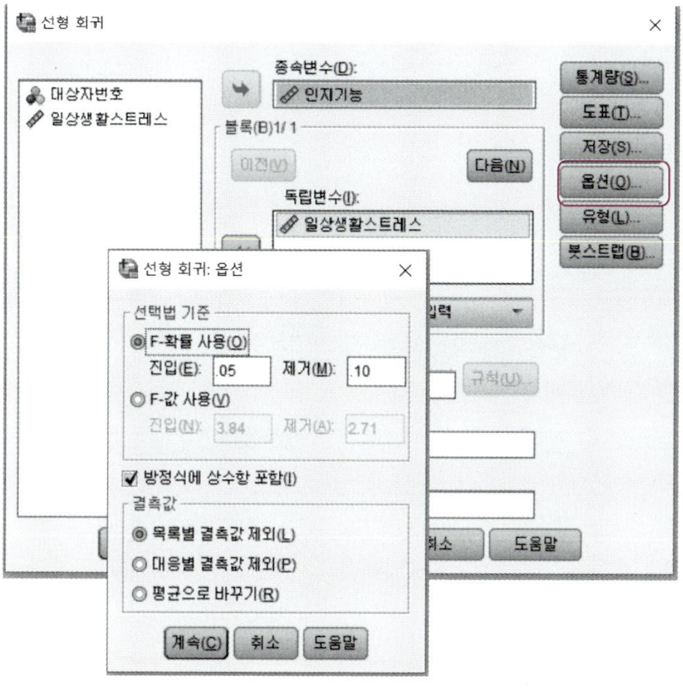

▪ 결측값(missing value)

- 목록별 결측값 제외(L): 분석 시 결측값이 있는 변수에서만 해당 케이스를 제외
- 대응별 결측값 제외(P): 해당 검정과 관련된 변수에 대해 결측값이 있는 케이스를 제외
- 평균으로 바꾸기(R): 결측값을 해당 변수의 평균으로 변경

[8] 선형 회귀 대화상자에서 ① [도표(T)...]를 클릭한 후 도표 대화상자의 '산점도1 대상1'에서 ② X에 ZPRED(표준화 예측값)를 이동시키고, ③ Y에 ZRESID(표준화 잔차)를 이동시킨 후 ④ '표준화 잔차도표'에서 히스토그램(H)과 정규확률분포(R)를 선택한 후 ⑤ [계속(C)]을 클릭하고 ⑥ [확인]을 선택한다.

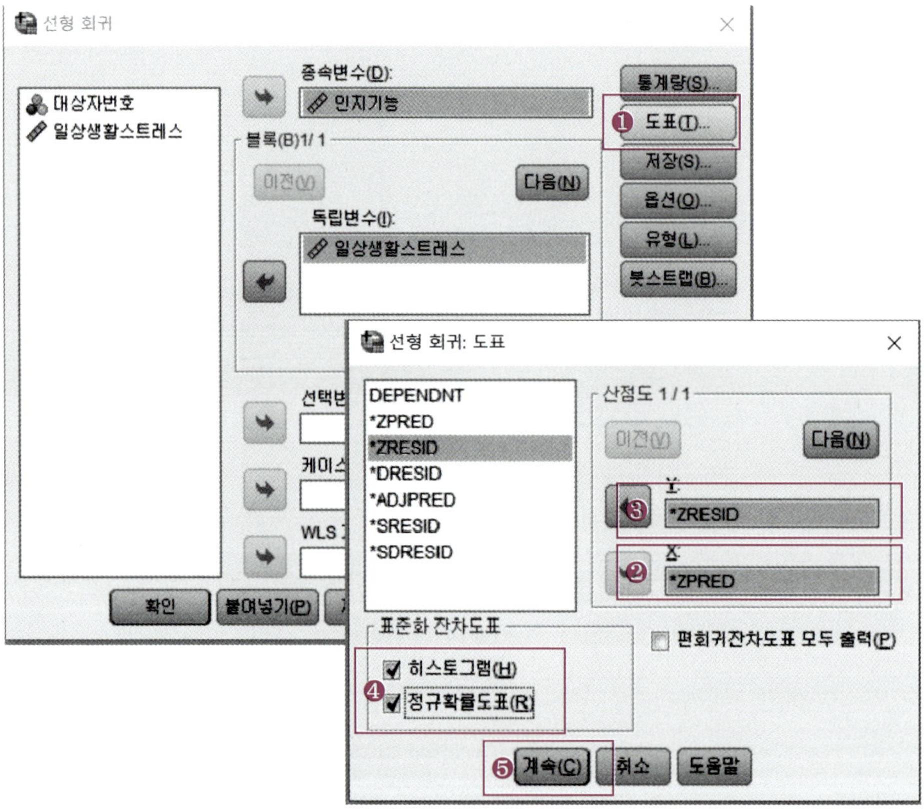

분석결과

분석결과 1. 진입/제거된 변수

입력/제거된 변수[a]

모형	입력된 변수	제거된 변수	방법
1	일상생활스트레스[b]	.	입력

a. 종속변수: 인지기능

b. 요청된 모든 변수가 입력되었습니다.

분석결과 2. 모형 요약

모형 요약[b]

모형	R	R 제곱	수정된 R 제곱	추정값의 표준오차
1	.609[a]	.371	.366	3.706

a. 예측자: (상수), 일상생활스트레스

b. 종속변수: 인지기능

R은 두 변수의 상관계수이고, R 제곱은 결정계수로 두 변수의 상관계수를 제곱한 값이며, 종속변수의 총변화량 중 독립변수가 설명하는 정도를 나타낸다.

분석결과 3. 모형의 분산분석

ANOVA[a]

모형		제곱합	자유도	평균제곱	F	유의확률
1	회귀	1221.257	1	1221.257	88.926	.000[b]
	잔차	2073.736	151	13.733		
	전체	3294.993	152			

a. 종속변수: 인지기능

b. 예측자: (상수), 일상생활스트레스

Y변수의 총변화량, 설명된 변화량, 설명되지 않은 변화량을 분산분석표를 통하여 확인할 수 있다. 회귀모형의 유의성을 검정하기 위한 통계값 F가 분산분석표에 제시되어 있다. 인지기능 점수가 포함된 모형의 F 값은 88.926이며, 유의확률은 .000으로 유의수준 .01에서 회귀모형이 통계적으로 유의하다고 할 수 있다.

분석결과 4. 회귀계수

계수[a]

모형		비표준화 계수		표준화 계수		
		B	표준화 오류	베타	t	유의확률
1	(상수)	-7.583	1.551		-4.888	.000
	일상생활스트레스	1.279	.136	.609	9.430	.000

a. 종속변수: 인지기능

일상생활스트레스와 인지기능 정도의 관계를 나타내는 회귀선의 식을 추정한 결과는 다음과 같다.

인지기능 점수 = −7.583 + 1.279(일상생활스트레스 점수)

t는 회귀계수가 0일 때(독립변수와 종속변수 간에 선형관계가 충족되지 않을 때)이라는 영가설에 대한 검정 통계값으로, t 값의 유의확률은 .000으로 영가설이 기각되므로 유의수준 .01에서 회귀계수가 0이 아니라고 결론을 내린다.

분석결과 보고

폐경기 여성의 인지기능에 대한 단순회귀분석 결과는 다음과 같다.

인지기능에 대한 단순회귀분석 결과 (n=160)

독립변수	비표준화 계수		표준화계수	t	유의확률
	B	표준오차			
일상생활스트레스	1.279	.136	.609	9.430	.000
R^2(adj. R^2)=.371(.366), F=88.926					

일상생활스트레스로 인지기능을 예측하는 모형의 통계적 유의성을 검정한 결과, F통계값은 88.926, 유의확률은 .000으로 일상생활스트레스는 유의수준 .01에서 인지기능을 유의하게 설명하고 있으며(t =9.430, p<.001), 인지기능 총변화량의 37.1%(수정 결정계수에 의하면 36.6%)가 일상생활스트레스에 의해 설명되고 있다. 회귀계수와 결정계수에 대한 영가설에 의하여 결론을 내리면 '유의수준 .01에서 회귀계수는 0이 아니다' 혹은 '유의수준 .01에서 결정계수는 0이 아니다'라고 한다.

CHAPTER 12

신뢰도
Reliability

수집된 자료를 신뢰할 수 있는지 확인할 때

노인을 대상으로 우울에 대한 연구를 진행하고 있다. 100명의 노인에게 27문항으로 구성된 우울 측정 도구를 제공하고 작성하도록 하였다. 수집된 자료가 오차 없이 측정한 신뢰할만한 자료인지 확인하는 분석방법은?

➡ 이 경우 사용한 측정 도구가 모든 대상자의 우울을 동일하게 측정하고 있는지 확인하는 통계방법을 사용해야 한다.

➡ 이때 측정이 몇 번 있었는지, 한 개념을 측정하는 도구가 하나였는지 그 이상이었는지, 측정도구가 이분문항으로 구성되었는지 아니면 다분문항으로 구성되었는지, 표집 크기는 어떠했는지 등을 점검한 후 분석방법을 선택한다.

1 정의와 개념

신뢰도(reliability)는 수집한 자료를 오차 없이 정확하게 측정하였느냐와 같이 수집된 자료가 오차 없이 측정된 신뢰할 만한 자료인지를 검정하는 것이다. 신뢰도는 측정하려는 것을 어느 정도 일관성 있고 정확하게 재고 있느냐와 관련된 것으로서 측정의 정확성을 의미한다. 즉, 측정오차 없이 정확히 측정하였느냐의 문제다. 관찰점수는 진점수와 오차점수의 합으로 이루어져 있다. 오차점수가 0이라면 관찰점수와 진점수가 같으므로 신뢰도는 1이 되므로 신뢰도는 관찰점수의 분산 중에 진점수가 차지하는 비율을 의미한다.

신뢰도 = 측정의 정확성

2 종류

신뢰도 계수의 추정방법에는 검사-재검사신뢰도와 동형검사신뢰도, 반분검사신뢰도, 내적일관성신뢰도가 있다.

1 검사-재검사신뢰도(test-retest reliability)

검사-재검사신뢰도는 동일한 대상자 집단에게 일정한 시간간격을 두고 동일한 검사를 두 번 실시하여 두 검사 점수의 상관계수로 신뢰도를 검정하는 방법이다. 추정은 간단하다는 장점이 있으나 검사를 두 번 실시해야 하고, 기억 및 성장 효과 때문에 측정 간격에 따라 신뢰도 계수가 변화하는 단점이 있다. 그러므로 이 방법에 의해 추정한 신뢰도 계수를 제시할 때는 측정 간격을 언급해야 한다. 검사-재검사신뢰도는 간격을 두고 두 번 측정한 값 간의 상관계수를 추정하여 보고하며 그 방법은 제10장 상관분석을 위한 SPSS 실행 절차와 동일하다.

2 동형검사신뢰도(parallel-form reliability)

동형검사신뢰도는 동형의 검사를 제작한 뒤 동일한 대상자 집단에게 실시하여 두 검사 점수의 상관계수로 신뢰도를 검정하는 방법이다. 한 번의 측정으로 신뢰도를 추정할 수 있다는 장점이 있으나 동형검사 제작이 용이하지 않은 단점이 있다. 동형검사신뢰도 또한 두 검사 결과의 상관계수를 수정하여 보고하며, 그 방법은 제10장 상관분석을 위한 SPSS 실행 절차와 동일하다.

3 반분검사신뢰도(split-half reliability)

반분검사신뢰도는 하나의 검사를 두 부분으로 나누어 두 부분 간 점수의 상관계수를 계산한 후 Spearman과 Brown이 제안한 공식에 의하여 신뢰도를 검정하는 방법이다. 한 번의 측정으로 신뢰도를 추정할 수 있다는 장점이 있으나 검사를 양분하는 방법에 따라 신뢰도 계수가 변화하는 단점을 가지고 있으며 속도검사에 사용 시 특히 주의가 필요하다.

4 내적일관성신뢰도(internal consistency reliability)

내적일관성신뢰도는 가장 일반적으로 사용되는 신뢰도로, 검사를 구성하고 있는 문항 간의 일관성을 측정하는 것이다. 검사문항의 유형에 따라 이분문항의 경우 KR-20 (Kuder-Richardson-20), Hoyt 신뢰도나 Cronbach α를 사용하며, 다분문항의 경우 KR-21, Hoyt 신뢰도, Cronbach α를 사용한다. 일반적으로 Cronbach α가 많이 사용되며, 공식은 다음과 같다.

[Cronbach α 공식]

$$\alpha = \frac{n}{n-1}\left(1 - \frac{\sum s_i^2}{s_x^2}\right)$$

n: 문항수

s_i^2: 문항 점수 분산

s_x^2: 총점의 분산

3 신뢰도 계수 영향 요인

▪ 문항 수가 많을수록 ▪ 문항 난이도가 적절할수록 ▪ 문항변별도가 좋을수록 ▪ 검사내용의 범위가 좁을수록 ▪ 응답시간이 충분할수록	➡	신뢰도 계수 향상

신뢰도 계수에 영향을 주는 요인은 문항 수, 문항 난이도, 문항 변별도, 측정내용의 범위, 검사시간 등이 있다. 검사 내에 양질의 문항 수가 많을수록 측정의 오차를 줄여 신뢰도가 높아지고, 문항이 피험자를 능력에 따라 구분할 수 있어야 신뢰도가 높아진다. 측정에 충분한 시간이 부여될 때 응답 안전성의 보장으로, 검사내용의 범위가 좁을 때 문항 간 동질성 유지가 용이하여 신뢰도 계수가 향상된단. 반면, 검사가 너무 쉽거나 어려우면 부주의 또는 검사불안으로 인해 신뢰도가 낮아진다.

4 내적일관성신뢰도(Cronbach α) 실습

※ 예제: 100명의 노인을 대상으로 27문항으로 구성된 우울 측정 도구를 사용하여 노인의 우울 정도를 측정하였다. 사용한 도구의 신뢰도를 구하라.

SPSS 실행

[1] 메뉴 중 ① 분석(A) ⇨ ② 척도분석(A) ⇨ ③ 신뢰도 분석(R)... 을 선택한다.

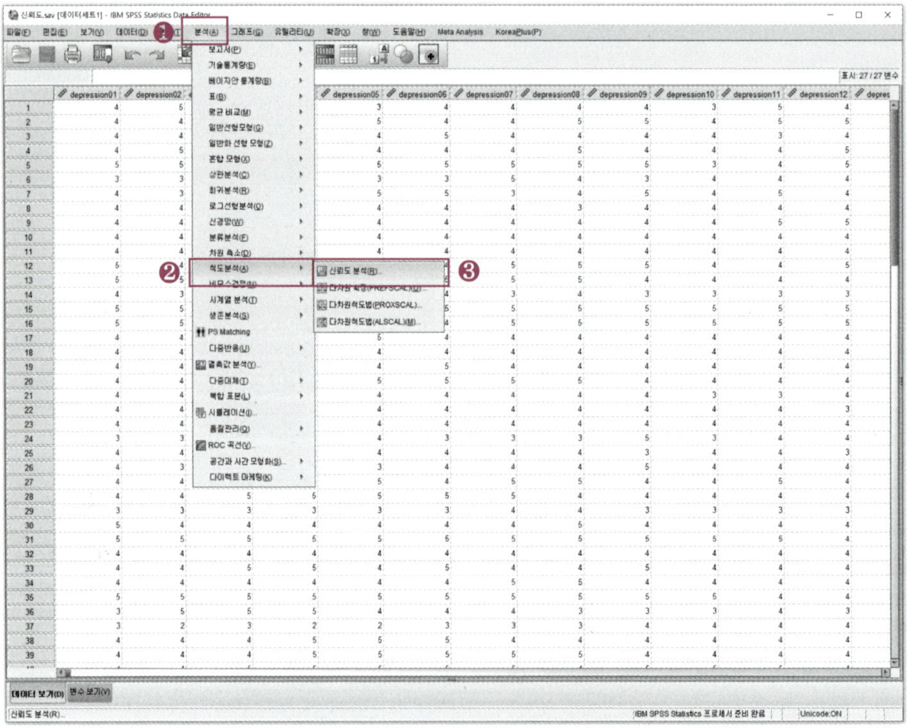

[2] 우울 측정 도구의 내적일관성신뢰도를 구하기 위하여 모든 문항을 선택한다.

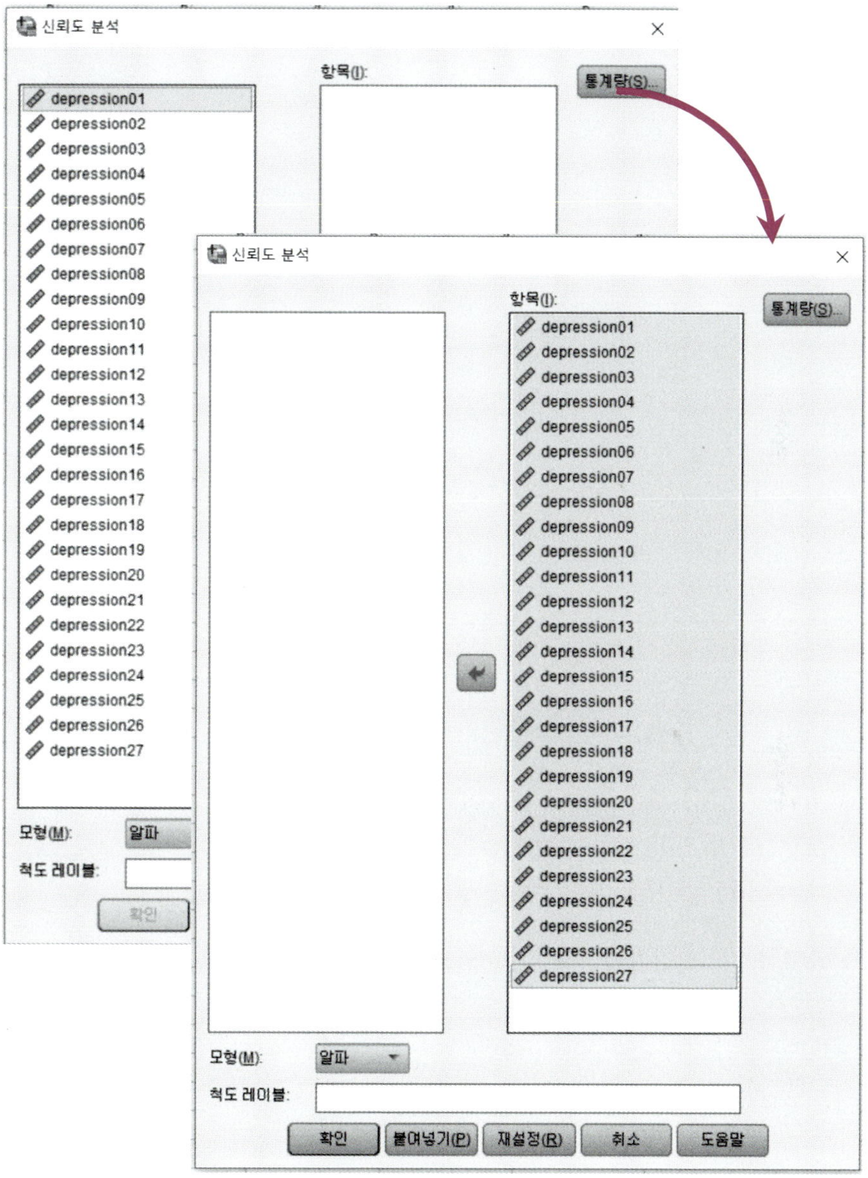

[3] 신뢰도 분석 대화상자에서 ① **모형(M)** 에서 알파를 선택하고 ② **통계량(S)...** 대화상자를 클릭한 후 ③ 원하는 통계량을 선택하고 ④ **계속(C)** 을 클릭한다.

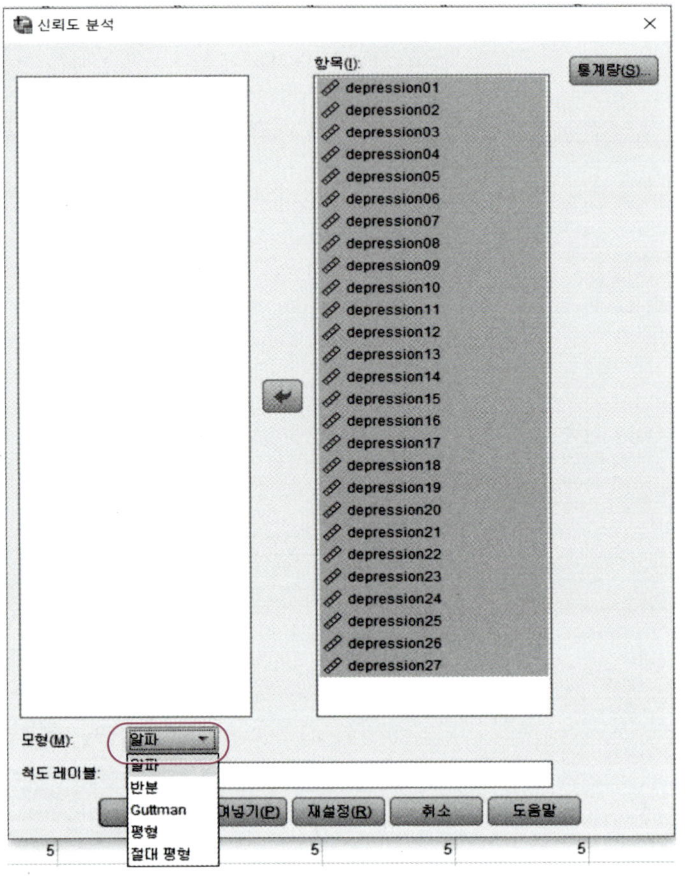

- 알파는 기본설정값으로, Cronbach α 및 표준화된 Cronbach α값을 계산하고
- 반분은 반분법에 의한 신뢰도 계수를 산출하되 문항이 짝수인 경우 전후법에 의해, 홀수인 경우 처음 부분에 하나의 문항을 더 포함하여 반분하며
- Guttman은 신뢰도 계수에 대한 Guttman의 하한값을 계산하고
- 평형은 각 문항이 같은 분산을 갖는다는 가정하에 최대우도 추정량을 계산하며 절대평형은 각 문항이 같은 분산과 평균을 갖는다는 가정하에 최대우도 추정량을 계산한다.

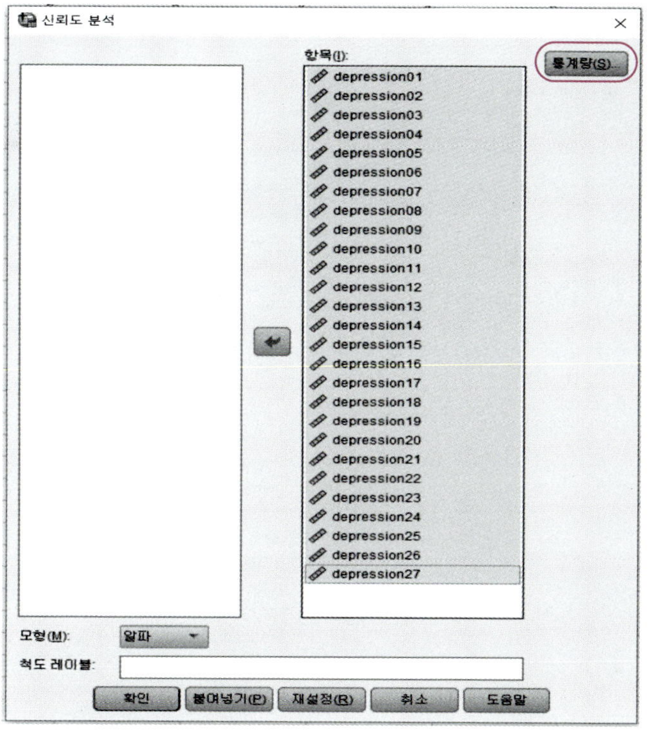

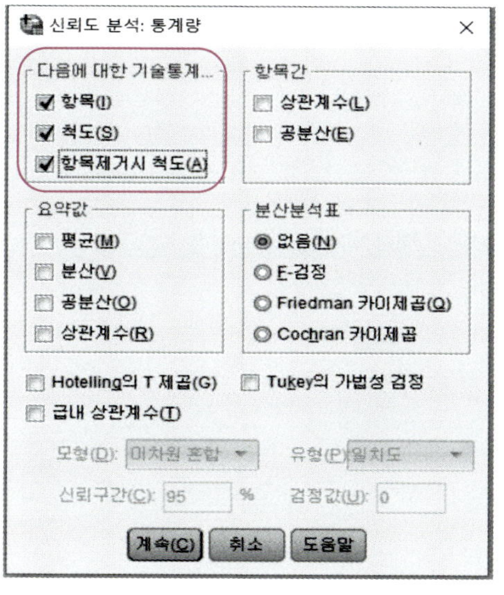

- 항목(I)은 각각 문항에 대한 기술통계를
- 척도(A)는 전체 문항의 합에 대한 기술통계를
- 항목제거시 척도(A)는 각 문항 제거 시 척도 평균, 분산, 알파값을 분석해준다.

[4] 확인 을 클릭하고 분석결과를 기다린다.

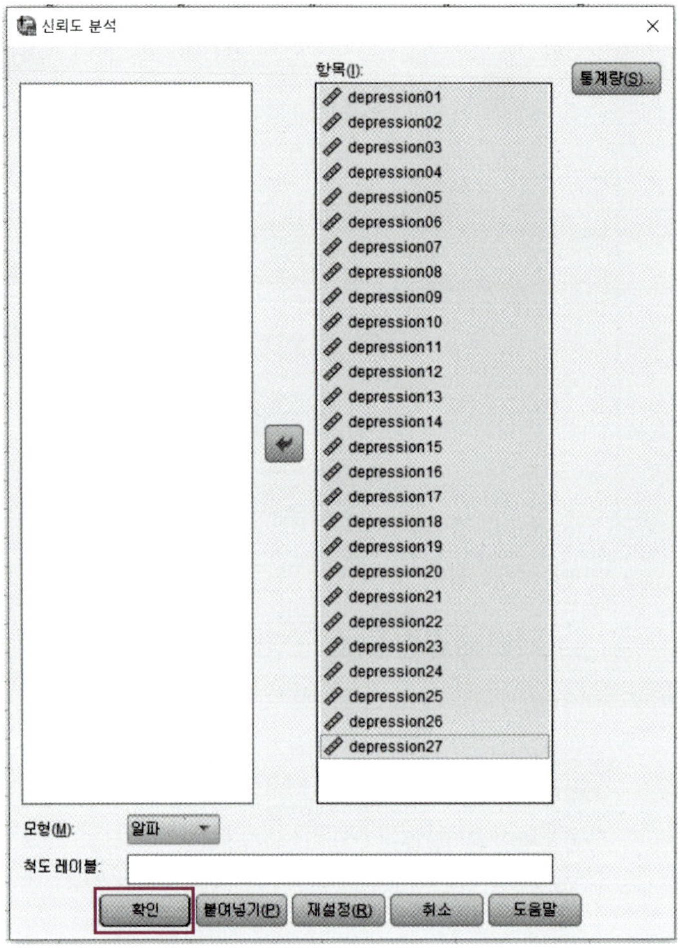

분석결과

분석결과 1. 기술통계

항목 통계량

	평균	표준편차	N
depression01	4.21	.640	100
depression02	4.09	.740	100
depression03	4.10	.732	100
depression04	4.27	.723	100
depression05	4.25	.730	100
depression06	4.24	.712	100
depression07	4.34	.607	100
depression08	4.28	.637	100
depression09	4.28	.653	100
depression10	4.00	.636	100
depression11	4.11	.601	100
depression12	4.14	.636	100
depression13	4.31	.563	100
depression14	4.09	.698	100
depression15	4.21	.574	100
depression16	4.08	.774	100
depression17	4.31	.631	100
depression18	3.90	.732	100
depression19	4.14	.711	100
depression20	3.78	.675	100
depression21	3.54	.784	100
depression22	4.09	.605	100
depression23	3.45	.757	100
depression24	3.82	.857	100
depression25	4.00	.711	100
depression26	3.61	1.063	100
depression27	4.02	.710	100

분석결과 2. 신뢰도 계수

신뢰도 통계량

Cronbach의 알파	항목 수
.923	27

분석결과 3. 항목 총계 통계량

항목 총계 통계량

	항목이 삭제된 경우 척도 평균	항목이 삭제된 경우 척도 분산	수정된 항목-전체 상관계수	항목이 삭제된 경우 Cronbach 알파
depression01	105.45	110.997	.727	.918
depression02	105.57	110.874	.629	.919
depression03	105.56	111.501	.594	.919
depression04	105.39	111.654	.592	.919
depression05	105.41	110.345	.674	.918
depression06	105.42	112.488	.544	.920
depression07	105.32	112.200	.673	.918
depression08	105.38	113.935	.506	.921
depression09	105.38	113.713	.509	.921
depression10	105.66	112.974	.580	.920
depression11	105.55	112.593	.647	.919
depression12	105.52	112.232	.637	.919
depression13	105.35	113.664	.603	.920
depression14	105.57	112.429	.561	.920
depression15	105.45	114.189	.546	.920
depression16	105.58	110.973	.591	.919
depression17	105.35	112.917	.589	.920
depression18	105.76	116.831	.243	.925
depression19	105.52	113.323	.488	.921
depression20	105.88	112.066	.608	.919
depression21	106.12	114.935	.337	.924
depression22	105.57	113.480	.572	.920
depression23	106.21	112.491	.508	.921
depression24	105.84	110.035	.581	.920
depression25	105.66	111.782	.594	.919
depression26	106.05	115.725	.191	.929
depression27	105.64	113.546	.473	.921

- 항목이 삭제된 경우 Cronbach α는 해당 문항이 제거되었을 때의 신뢰도 계수를 나타낸다. 그러므로 해당 문항을 제거했을 때 도구 전체의 신뢰도보다 신뢰도 값이 높아지는 경우 도구의 신뢰도를 저하시키는 문항이므로 그 문항은 수정하거나 삭제한다.

분석결과 4. 척도 통계량 - 도구 전체의 기술통계량을 나타낸다.

척도 통계량

평균	분산	표준편차	항목 수
109.66	121.217	11.010	27

분석결과 보고

노인의 우울 정도를 측정하기 위하여 27개 문항으로 구성된 우울 측정 도구를 사용하였다. 이 도구의 신뢰도, Cronbach α는 .923로 매우 높게 나타났다.

부록

jamovi 프로그램 개요

이 책은 최신 버전인 SPSS 25.0을 활용하고 있으나, 부록에서 사용자 편의성이 높고 무료로 접근 가능하여 향후 사용이 많아질 것으로 기대되는 jamovi 프로그램을 간략히 소개하고자 한다. 자세한 프로그램 사용법과 자료분석 및 활용에 대한 안내는 곧 출간예정인 이 책의 jamovi 버전을 참고하기를 바란다.

1 소개

jamovi (jamovi project, 2018)는 Jonathon Love, Damian Dropmann, Ravi Selker 세 명의 창립자에 의해 개발된 무료공개 프로그램이며 https://www.jamovi.org에서 접근가능한 "free and open" 통계 플랫폼이다. R을 기반으로 하는 GUI (Graphic User Interface) 프로그램이나, 기존의 R 프로그램의 복잡한 명령문을 사용하는 데에 익숙하지 않은 사용자들도 쉽게 R의 분석 기능을 이용할 수 있다. jamovi는 사용자가 필요로 하는 R 패키지 모듈만을 적용하므로 SPSS나 SAS와 같은 분석 프로그램과 달리 상대적으로 컴퓨터 사용 용량에 있어 부담 되지 않는다.

jamovi는 특히 SPSS나 SAS 사용자들이 쉽게 조작할 수 있도록 고안된 프로그램이다. 간단한 조작으로 통계분석을 쉽게 실행할 수 있으면서도 R에서 제공하는 높은 수준의 그래픽을 제공받을 수 있다. 다만 아직까지는 SPSS와 같은 상용 프로그램이 제공하는 자세한 수준의 분석은 지원되지 않는다는 단점이 있다. 그러나 jamovi의 큰 특징으로 자료 분석을 위한 통계방법 아래에 자료와 분석결과를 화면에서 동시에 볼 수 있다는 장점이 있다. 화면의 왼쪽 창의 데이터를 분석하면 오른쪽 창에 분석 결과를 바로 볼 수 있어 편리하다. jamovi는 앞으로 advanced statistics까지 추가될 것이며 무료 공개 프로그램이기에 많은 사용자에게 도움을 줄 것으로 기대한다.

2 프로그램 설치 및 다운로드

jamovi의 설치는 http://www.jamovi.org에 접속하여 상단의 download 메뉴에서 다운로드 가능하다. jamovi 설치가 가능한 운영체제는 Windows, MacOS, Linux이며 Windows의 경우 64비트 운영체제, 계정이 영문으로 되어 있어야 설치가 가능하다. jamovi는 R과 마찬가지로 버전의 업데이트가 자주 이루어지므로 최초 설치 시 최신 버전으로 다운받는 것이 좋다. 또한 jamovi는 GUI를 기반으로 하는 프로그램이므로 다소 높은 그래픽 사양을 요구하며, 낮은 그래픽 사양에서는 인터페이스에 오류가 발생하는 경우가 있다.

3 jamovi 창의 구성

jamovi를 실행하면 다음과 같은 초기 화면이 나타난다. 창이 두 영역으로 분할되어 있음을 볼 수 있는데, 왼쪽은 데이터 창, 오른쪽은 분석 결과 창이다. 분석을 실시하면 별도의 결과 화면을 출력하는 SPSS와 달리, jamovi에서는 분석 버튼을 누르자마자 오른쪽 창에 분석 결과가 바로 출력되고, 출력결과를 복사하여 워드에 붙여넣는 것이 용이하다.

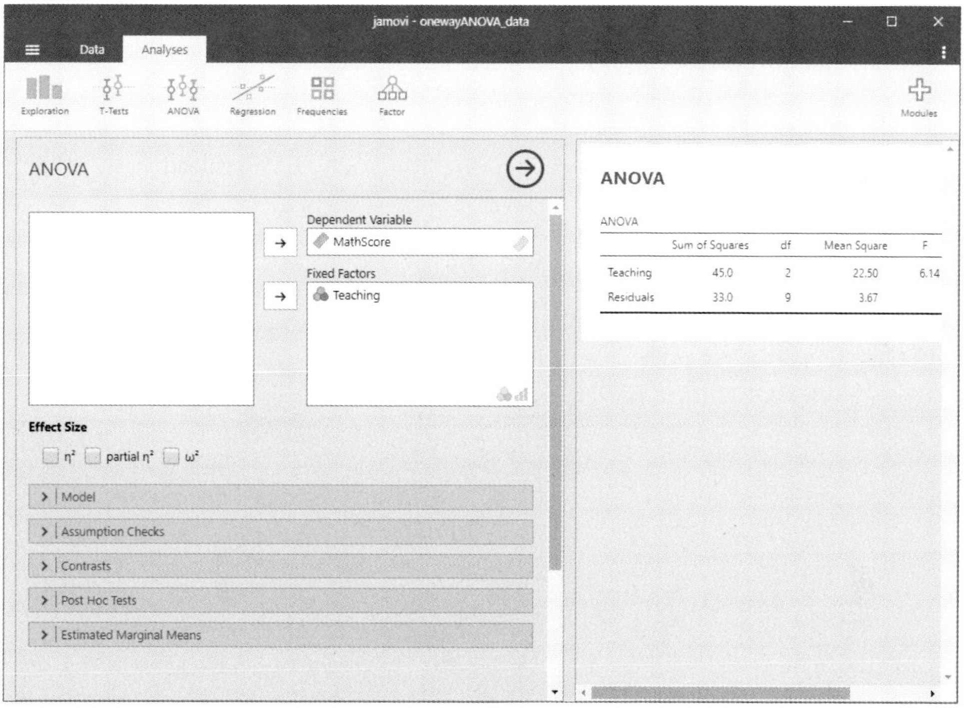
jamovi - onewayANOVA_data
Data
Analyses
Exploration
T-Tests
ANOVA
Regression
Frequencies
Factor
Modules
ANOVA
Dependent Variable
MathScore
Fixed Factors
Teaching
Effect Size
η²
partial η²
ω²
Model
Assumption Checks
Contrasts
Post Hoc Tests
Estimated Marginal Means
ANOVA
ANOVA
Sum of Squares
df
Mean Square
F
Teaching 45.0 2 22.50 6.14
Residuals 33.0 9 3.67

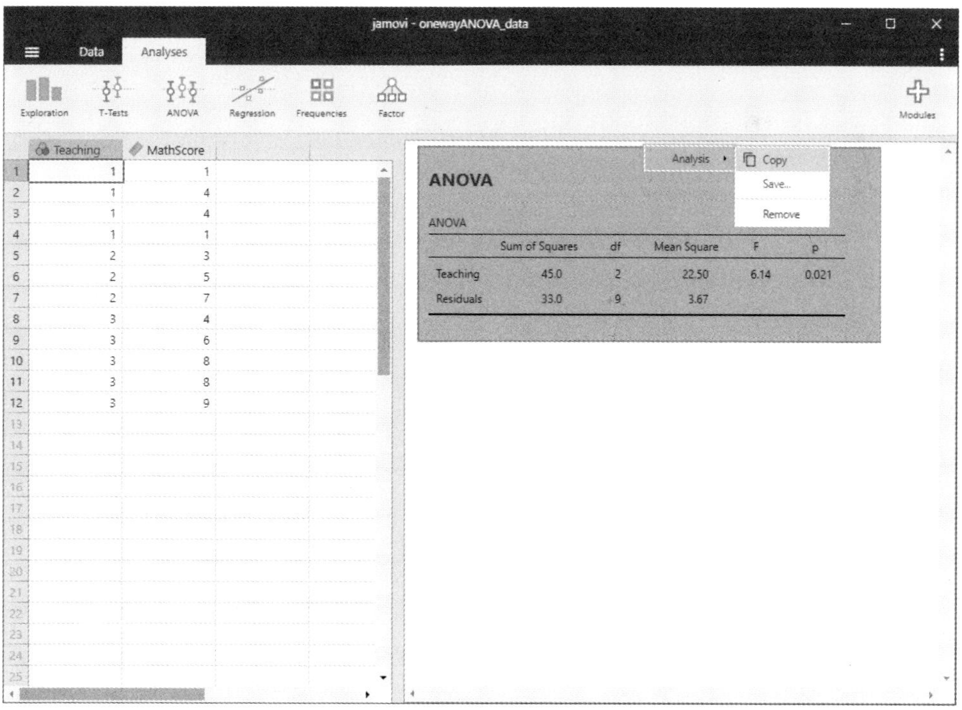
jamovi - onewayANOVA_data
Data
Analyses
Exploration
T-Tests
ANOVA
Regression
Frequencies
Factor
Modules
Teaching
MathScore
1 1 1
2 1 4
3 1 4
4 1 1
5 2 3
6 2 5
7 2 7
8 3 4
9 3 6
10 3 8
11 3 8
12 3 9
Analysis
Copy
Save...
Remove
ANOVA
ANOVA
Sum of Squares
df
Mean Square
F
p
Teaching 45.0 2 22.50 6.14 0.021
Residuals 33.0 9 3.67

다음은 복사한 결과를 워드에 붙여넣기 한 예시이다.

ANOVA

ANOVA

	Sum of Squares	df	Mean Square	F	p
Teaching	45.0	2	22.50	6.14	0.021
Residuals	33.0	9	3.67		

■ 참고문헌

성태제(2019). 현대기초통계학. 서울: 학지사.

성태제(2014). 알기 쉬운 통계분석. 서울: 학지사.

강윤희, 김건희, 신수진, 신경림, 성태제(2015). 기초통계학: 원리에서 분석, 결과 해석까지. 서울: 정담미디어.

찾아보기